O USO DE SI MESMO

f. m. alexander

O USO DE SI MESMO

A direção consciente em relação
com o diagnóstico, o funcionamento
e o controle da reação

Tradução
IVONE CASTILHO BENEDETTI

Revisão técnica
RICARDO DELL'AERA DANNEMANN

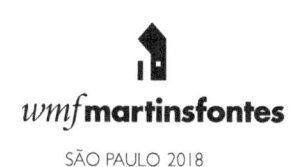

wmf **martinsfontes**

SÃO PAULO 2018

Título original: THE USE OF THE SELF.
Copyright © The Estate of F. M. Alexander, 1985.
Copyright © 1988, Editora WMF Martins Fontes Ltda.,
São Paulo, para a presente edição.

1ª edição 1992
2ª edição 2010
2ª tiragem 2018

Tradução
IVONE CASTILHO BENEDETTI

Revisão da tradução
Luís Carlos Borges
Revisão técnica
Ricardo Dell'Aera Dannemann
Revisões gráficas
Ana Maria de O. M. Barbosa
Maria Regina Ribeiro Machado
Produção gráfica
Geraldo Alves
Paginação
Studio 3 Desenvolvimento Editorial

Dados Internacionais de Catalogação na Publicação (CIP)
(Câmara Brasileira do Livro, SP, Brasil)

Alexander, F. Matthias, 1869-1955.
  O uso de si mesmo : a direção consciente em relação com o diagnóstico, o funcionamento e o controle da reação / F. Matthias Alexander ; tradução Ivone Castilho Benedetti. – 2ª. ed. – São Paulo : Editora WMF Martins Fontes, 2010.

Título original: The use of the self.
ISBN 978-85-7827-319-4

1. Aptidão física 2. Relaxamento 3. Técnica de Alexander I. Título.

	CDD-615.82
10-06527	NLM-WB 460

Índices para catálogo sistemático:
1. Alexander : Técnica : Terapias físicas   615.82
2. Técnica de Alexander : Terapias físicas   615.82

Todos os direitos desta edição reservados à
Editora WMF Martins Fontes Ltda.
Rua Prof. Laerte Ramos de Carvalho, 133 01325-030 São Paulo SP Brasil
Tel. (11) 3293.8150 Fax (11) 3101.1042
e-mail: info@wmfmartinsfontes.com.br http://www.wmfmartinsfontes.com.br

Sumário

Apresentação à nova edição.. IX
Introdução à edição de 1985... XIII
Introdução à edição de 1939.. XVII
Prefácio... 1
Prefácio à nova edição (1941)... 5

1. A evolução de uma técnica... 11
2. Uso e funcionamento em relação à reação................... 43
3. O golfista que não consegue manter o olhar na bola... 51
4. O gago.. 67
5. O diagnóstico e a formação médica............................... 85

Apêndice... 113

*Dedicado a todos aqueles que,
com seu interesse
e participação no meu trabalho,
me ajudaram a adquirir a experiência
exposta neste livro.*

Apresentação à nova edição

Este livro tem um valor muito particular dentre todas as obras sobre a Técnica Alexander. Inclusive sobre as obras do próprio Frederick Matthias Alexander, que desenvolveu e sistematizou o método.

Alexander escreveu quatro livros: *Man's Supreme Inheritance*, *Constructive Conscious Control of the Individual*, *The Use of The Self* e, o último, *The Universal Constant in Living*.

Este seu terceiro livro, *O uso de si mesmo*, Alexander escreveu para que os futuros professores da Técnica Alexander, que frequentariam, em Londres, a partir de março de 1931, seu primeiro curso de formação, tivessem um relato o mais vivo possível de todo o seu processo.

Sua primeira publicação se deu em 1932.

Nele, Alexander descreve como, mediante observações minuciosas de si próprio, durante quase toda a última década do século XIX, fez suas descobertas absolutamente originais.

No início de suas observações, Alexander notou que a maneira como ele usava seu organismo o impedia de utilizar, satisfatoriamente, a ferramenta básica para sua profissão original de declamador: sua voz.

Ao mesmo tempo, Alexander se surpreendeu com uma espantosa condição na qual ele e, consequentemente, toda a humanidade se encontrava, e ainda se encontra: "não há diferença alguma entre nós, humanos, um gato ou um cachorro", no que diz respeito ao nível de consciência com o qual usamos nossos corpos.

Alexander era, como ainda somos, comandado por energias psíquicas inconscientes e orgânicas instintivas, ou seja, ele descobriu que o uso que fazemos de nosso organismo afeta nosso funcionamento.

Alexander conseguiu mudar essa condição. Ao mudar o uso que fazia de si, ele alterou o funcionamento de seu próprio organismo.

Inicialmente, nos anos seguintes às suas descobertas, Alexander fora indicado por seus médicos para "resolver casos" difíceis e "misteriosos" de problemas vocais e respiratórios, como fora o seu próprio.

Posteriormente, a partir de 1904, já em Londres, onde viveu até sua morte, em 1955, seu trabalho foi reconhecido, aclamado e incentivado por diversas personalidades do mundo intelectual, artístico e científico, como o dramaturgo George Bernard Shaw, o escritor Aldous Huxley, o educador e filósofo americano John Dewey, o médico Prêmio Nobel de Fisiologia ou Medicina de 1932 Sir Charles Sherrington, o anatomista George Coghill, o antropologista e anatomista australiano Raymond Dart, o etologista e Prêmio Nobel de Fisiologia ou Medicina de 1973 Nickolaas Tinbergen, além de vários membros da Associação Britânica de Médicos.

Neste livro, Alexander alcançou o seu objetivo de esclarecer aos formandos, não só da primeira, mas também de todas as futuras turmas de professores de sua técnica, assim como ao público em geral, que o uso inconsciente que ele fazia de si mesmo não só foi a causa de sua rouquidão, mas é a causa fundamental do mau funcionamento de qualquer organismo humano em suas atividades diárias.

Quando o presente livro foi escrito, Alexander contava com um arsenal de experiência prática de uso e de ensino, acumulado nos mais de trinta anos anteriores.

Alexander oferece aqui a chave para a mudança dessa condição, bastando para isso que o ser assim o deseje!

O desenvolvimento de sua técnica foi ainda mais longe.

Hoje, professores bem formados primeiro aprendem como aplicar diária e constantemente os princípios da Técnica Alexander, afinando suas percepções sensoriais, para só depois poderem ensiná-los a seus futuros alunos, da mesma forma prática, tornando o uso de seu organismo mais consciente.

Essa é a razão pela qual um curso de formação, aprovado pelas diversas associações internacionais espalhadas pelo mundo, tem de cumprir um currículo extenso com duração de, no mínimo, 1.600 horas durante três anos e com quatro ou cinco aulas semanais.

A primeira edição brasileira deste livro foi publicada em 1992, pela Martins Fontes Editora.

Em 1999, já como professor da Técnica Alexander, me lembro, quando iniciava minhas primeiras viagens, a trabalho, de volta ao Brasil, como foi difícil adquiri-lo, pois sua edição já estava se esgotando e sem perspectivas para uma nova edição.

A reedição deste livro que se faz agora é muito especial para nós neste momento, às vésperas de inaugurar a primeira Escola Brasileira de Formação de Professores da Técnica Alexander.

A ABTA – Associação Brasileira da Técnica Alexander (www.abtalexander.com.br) e a Escola Brasileira de Formação de Professores da Técnica Alexander: Pensar Em Atividade (www.pensarematividade.net) louvam e agradecem muito esta iniciativa.

Reinaldo Salvador Renzo
Membro da ABTA, STAT – Society of Teachers
of the Alexander Technique e diretor da Técnica
Alexander: Pensar Em Atividade

Introdução à edição de 1985

Wilfred Barlow

Quando *O uso de si mesmo* foi publicado pela primeira vez, em 1932, o *British Medical Journal* denominou-o um clássico – um clássico da observação científica. Com esta reedição de 1985, ele passou a ser um tipo diferente de clássico: um dos poucos livros que simplesmente não morrem. A procura persistente manteve-o vivo.

Não se trata de uma obra clássica de literatura. O estilo de Alexander não lhe chegava com facilidade, e muitos de nós sentamo-nos ao seu lado enquanto ele tentava transmitir cada vez mais informações em períodos que iam ficando cada vez mais longos, cada vez mais pesados. O que faz deste livro uma obra clássica é o seu conteúdo, que é tão novo hoje quanto há cinquenta anos.

Alexander morreu em 1955, cerca de vinte anos antes que o "Princípio de Alexander"[1] fosse objeto de aceitação mundial. Enquanto viveu, Alexander recebeu várias manifestações de reconhecimento. Os textos de Jhon Dewey – e especialmente as suas admiráveis introduções aos livros de Alexander – fizeram justiça ao seu trabalho e colocaram-no acima do nível das terapias manipulativas ou técnicas de relaxamento, rótulos comuns sob os quais muitos tentaram classificá-lo.

---

1. *The Alexander Principle*, Wilfred Barlow. Gollancz, 1973.

No início, a natureza essencialmente filosófica de seu trabalho não foi facilmente reconhecida. A caricatura de Low, impressa na edição original, mostra um acadêmico, rodeado de livros, a olhar-se num espelho, com uma legenda que diz: "Ele só tem um probleminha: ele mesmo." O objeto da obra de Alexander foi e é o modo como lidamos interiormente com a percepção que temos de nós mesmos, momento a momento.

Em *O uso de si mesmo* encontramos não só um tipo muito especial de auto-observação, mas também a disposição de questionar nossos preconceitos e de tornar claro que o que parecia certo ontem pode não estar certo hoje. Ao proferir seu discurso por ocasião da entrega do Prêmio Nobel, em 1973[2], Nikolaas Tinbergen ressaltou a importância da observação, do "examinar e questionar". Dedicou metade do discurso à observação do ser humano por Alexander: "... este método científico básico ainda é menosprezado com demasiada frequência pelos que se deixam cegar pelo fascínio do aparato técnico. Um pouco mais de atenção ao corpo como um todo e à unidade corpo e mente poderia ampliar substancialmente o campo da pesquisa médica."

O que Alexander observou e o que havia de novo no seu método de observação? Em primeiro lugar, ele observou que o *uso* da região cabeça/pescoço era de extrema importância para o funcionamento psicofísico. O primeiro capítulo de seu livro descreve com minúcias sua esmerada observação – observação essa que foi referendada de maneira triunfante por um recente simpósio sobre seu trabalho, na Universidade de New South Wales, em sua Sydney natal. Esse simpósio reuniu cientistas de todo o mundo e demonstrou que a ênfase de Alexander nessa

---

[2]. "Ethology and Stress Diseases". Nikolaas Tinbergen *in More Talk of Alexander.* Gollancz, 1979.

região do corpo antecipou em quase cem anos as descobertas mais recentes sobre *Propriocepção, postura e emoção* (título do simpósio)[3].

Alexander não só descreveu com acuidade a natureza do mau uso do corpo, mas, o que é mais importante, concebeu um método extremamente refinado através do qual podemos reeducar nossos hábitos condenáveis. A importância de seu modo de "ordenar" o corpo ficará mais clara à medida que um número maior de pessoas se dedicar a ele.

O filete de interesse pelo método de Alexander transformou-se numa torrente que está lavando muito do entulho que atravancava o progresso nesse campo. E isso porque o método funciona. Só nos resta admirar a coragem, a clarividência e a perseverança que impregnam todo este livro.

1985

W.B.

---

[3]. *Proprioception, Posture, and Emotion,* org. David Garlick. The Commitee in Postgraduate Medical Education. The University of New South Wales, 1982.

Introdução

Professor John Dewey

Reproduzida da edição de 1939

Ao escrever algumas palavras introdutórias ao livro anterior de Alexander, *Constructive Conscious Control of the Individual,* afirmei que sua técnica e suas conclusões satisfazem todas as exigências do método científico mais rigoroso e que ele aplicou seu método a um campo no qual nunca fora usado antes: o de nossos julgamentos e crenças sobre nós mesmos e nossas atividades. Ao fazê-lo, ele aperfeiçoou os resultados obtidos pelas ciências no campo físico, cumprindo esse objetivo de tal forma que eles agora podem ser usados em benefício do ser humano. É comum dizer-se que a técnica científica tem por consequência o controle das energias das quais se ocupa. O fruto das ciências físicas é um espantoso grau de domínio das energias físicas. No entanto, defrontamos com uma situação séria, talvez tragicamente séria. Indaga-se por toda parte se esse domínio das energias físicas vai favorecer o bem-estar do ser humano ou se a felicidade deste será arruinada por esse domínio. Em última análise, existe apenas uma maneira segura de dar a essa questão uma resposta auspiciosa e construtiva. Se for possível desenvolver uma técnica que capacite realmente os indivíduos para o uso correto de si mesmos, então o fator do qual depende o uso final de todas as outras formas de energia estará sob controle. O sr. Alexander elaborou essa técnica.

Ao repetir essas afirmações, faço-o plenamente cônscio de sua abrangência. Não estivéssemos tão acostumados a afirmações irresponsáveis a ponto de termos deixado de exigir significados ou provas, poderíamos perfeitamente questionar a responsabilidade e a competência intelectual de seu autor. Ao repeti-las, transcorridos esses anos, invoco o relato que Alexander fez sobre a origem de sua descoberta do princípio do controle fundamental e consciente. Os que não identificam ciência com exibição de vocabulário técnico encontrarão nesse relato os fundamentos do método científico utilizados em qualquer campo de investigação. Encontrarão um registro de experimentações e observações prolongadas, pacientes e incansáveis, nas quais toda inferência é ampliada, verificada, corrigida por mais experimentos adicionais; encontrarão uma série de observações nas quais a mente é transportada da observação de conexões relativamente grosseiras e superficiais de causa e efeito até as condições causais fundamentais e essenciais no uso que fazemos de nós mesmos.

Pessoalmente, nunca seria demais expressar a minha admiração – tanto no sentido original de espanto quanto no sentido de respeito – pela persistência e meticulosidade com que essas observações e esses experimentos extremamente difíceis foram realizados. Como consequência desses esforços, Alexander criou o que poderíamos denominar uma fisiologia do organismo *vivo*. Suas observações e seus experimentos tratam do funcionamento real do corpo, com o organismo em operação, e em operação sob as condições do cotidiano – levantar, sentar, andar, ficar parado, usar braços, mãos, voz, ferramentas, instrumentos de todos os tipos. O contraste entre a observação sistemática e precisa da vida e das atividades habituais do homem e a observação de coisas mortas, sob condições incomuns e artificiais, marca a diferença entre a verdadeira ciência e a pseudociência. E, no entanto, acostumamo-nos tanto a associar "ciência" a este último tipo de coisa que o seu contraste com o caráter genuinamente científico das observações de Alexander foi uma das grandes razões para que muitas pessoas deixassem de apreciar devidamente a sua técnica e as suas conclusões.

Como era de prever, as conclusões das pesquisas experimentais de Alexander estão em harmonia com o que os fisiologistas conhecem a respeito da estrutura muscular e nervosa. Mas elas conferem um novo significado a esse conhecimento; de fato, evidenciam o que é realmente o conhecimento. O anatomista pode "conhecer" a função exata de cada músculo ou saber quais músculos atuam na execução de determinado ato. Mas, se ele for incapaz de coordenar todas as estruturas musculares que participam, digamos, do ato de sentar-se ou de levantar-se dessa posição de um modo que propicie um desempenho ótimo e eficiente desse ato – se, em outras palavras, ele usar incorretamente a si mesmo –, como se poderá dizer que ele *conhece,* no sentido pleno e vital da palavra? Magnus provou, através do que poderíamos denominar indícios *externos,* a existência de um controle central no organismo. Mas a técnica de Alexander forneceu uma confirmação direta e profunda, na vivência pessoal, da existência do controle central muito antes que Magnus realizasse suas investigações. E quem tiver vivenciado essa técnica *conhece* esse controle através de uma série de experiências próprias. O caráter genuinamente científico do ensino e das descobertas de Alexander pode, seguramente, fundamentar-se somente nesse fato.

A vitalidade de uma descoberta científica é revelada e posta à prova pelo seu poder de projetar e dirigir novas operações que não só se harmonizem com os resultados anteriores mas que também conduzam à observação de novos materiais que, por sua vez, propõem outros atos experimentalmente controlados, e assim por diante, numa série ininterrupta de novas descobertas. Falando como aluno, foi esse fato, demonstrado pela experiência pessoal, que me convenceu da natureza científica do trabalho do sr. Alexander. Cada aula era uma demonstração experimental de laboratório. Recebi com ceticismo as proposições feitas de antemão quanto às consequências que se seguiriam e aos meios pelos quais elas seriam atingidas – fato praticamente inevitável, já que, como ele mesmo frisa, as pessoas usam exatamente as condições que precisam de reeducação como critério de julgamento. Cada aula leva o processo um pouco mais adiante e confirma, da forma mais profunda e convincente, as asserções feitas. À medida que se avança, abrem-se novos campos, veem-se novas possibilidades, depois realizadas; o aluno percebe que está se desenvolvendo continuamente e dá-se conta de que está iniciado um processo de crescimento sem limites.

De certo modo, tive uma oportunidade incomum de estudar intelectualmente a técnica e os seus resultados. Do ponto de vista prático, eu era um aluno inepto, desajeitado e lento. Sob o aspecto emocional, não havia mudanças rápidas e aparentemente miraculosas que suscitassem gratidão, e, sob o aspecto intelectual, eu estava confuso. Fui forçado a observar atentamente cada passo do processo e a interessar-me pela teoria das operações. Isso eu fazia em parte devido ao meu interesse anterior por psicologia e filosofia e em parte como compensação pelo meu retardamento no campo prático. Ao empregar o conhecimento que já possuía – ou pensava possuir – e poder de disciplina na aplicação mental que adquirira ao dedicar-me àqueles estudos, tive a experiência mais humilhante de minha vida, do ponto de vista intelectual. Pois descobrir que se é incapaz de executar instruções, inclusive inibidoras, na realização de um ato aparentemente tão simples quanto sentar-se, quando se está usando toda a capacidade mental que se tem orgulho de possuir, não é uma experiência propriamente envaidecedora. Mas pode ser proveitosa para o estudo analítico de condições causais, obstrutivas e positivas. E assim verifiquei, na vivência pessoal, tudo o que Alexander diz sobre a unidade do físico e do psíquico no psicofísico, sobre o uso habitualmente errado que fazemos de nós mesmos e o papel que esse uso errado desempenha na gênese de todos os tipos de tensões desnecessárias e de desperdícios de energia, sobre a viciação das apreciações sensoriais que constituem o material para os juízos que fazemos de nós mesmos, sobre a necessidade incondicional de inibição de atos costumeiros e sobre a tremenda dificuldade mental que é não "fazer" algo tão logo um ato habitual é sugerido, em conjunto com a grande mudança na atitude moral e mental que ocorre quando as coordenações corretas vão-se implantando. Ao reafirmar minha convicção quanto ao caráter científico das descobertas e da técnica de Alexander, faço-o não como alguém que experimentou uma "cura", mas como alguém que investiu toda a sua capacidade intelectual no estudo de um problema. Nesse estudo, descobri as coisas que "conhecia" – no sentido de crença teórica – em filosofia e psicologia, convertidas em experiências vitais que deram um novo significado a esse conhecimento.

No estado atual do mundo, é visível que o controle das energias físicas, o calor, a luz, a eletricidade, etc., conquistado sem antes termos conseguido o controle do uso de nós mesmos, é um perigo. Sem o controle do uso de nós mesmos, o uso que fazemos de outras coisas é cego e pode levar a qualquer lugar.

Além disso, se os julgamentos habituais sobre nós mesmos estão deturpados por se basearem em material sensorial viciado – como devem ser, visto que os hábitos com que nos conduzimos já são errados –, então, quanto mais complexas as condições sociais sob as quais vivermos, mais desastrosos deverão ser os resultados. Cada nova complicação introduzida por agentes externos pode ser um passo a mais para a destruição – o estado atual do mundo é um trágico exemplo desse fato.

A escola de Pavlov tornou corriqueiro o conceito de reflexo condicionado. O trabalho do sr. Alexander expande e corrige esse conceito. Prova que há certos hábitos e atitudes orgânicas fundamentais que condicionam *todos* os atos que realizamos, todo o uso que fazemos de nós mesmos. Portanto, um reflexo condicionado não é apenas uma questão de estabelecimento arbitrário de nexos, como o existente entre o som de uma campainha e a reação de um cão diante da comida, mas algo que remonta a condições essenciais existentes no próprio organismo. Esta descoberta corrige a concepção comum de reflexo condicionado. Este, da forma como normalmente é entendido, transforma o indivíduo num fantoche, movido pela manipulação externa. A descoberta de um controle central que condiciona todas as outras reações põe o fator condicionante sob comando consciente e permite que o indivíduo, através de suas próprias atividades coordenadas, domine suas próprias potencialidades. Transforma os reflexos condicionados, de princípio de escravidão externa em instrumento de liberdade vital.

A educação é o único método seguro que a humanidade possui para dirigir sua própria conduta. Mas deixamo-nos envolver num círculo vicioso. Sem o conhecimento do que constitui uma vida psicofísica verdadeiramente normal e sadia, a educação que professamos tem toda a probabilidade de ser deseducação. Todo aquele que estuda seriamente a formação do temperamento e do caráter em família e na escola sabe – falando sem o menor exagero – como é frequente e deplorável a concretização dessa possibilidade. A técnica do sr. Alexander fornece ao educador um padrão de saúde psicofísica – no qual se inclui o que chamamos moralidade. Fornece também os "meios pelos quais" esse padrão pode ser progressiva e incessantemente alcançado, passando a ser posse consciente do educando. Por conseguinte, fornece as condições para o domínio fundamental de todos os processos educacionais especiais. Ela tem com a educação a mesma relação que esta tem com todas as outras atividades humanas.

Portanto, não seria exagero dizer que fiquei muito esperançoso ao saber, pela informação contida no apêndice, que o sr. Alexander e seus auxiliares abriram um curso de treinamento e que considero da máxima importância que esse trabalho obtenha o devido apoio. Julgo que ele contém a promessa e a potencialidade de uma nova orientação que se faz necessária em toda a educação.

J.D.

Prefácio

Desde a publicação de meu último livro, o reconhecimento do valor e do alcance de minha técnica, manifestado por escrito por médicos e educadores, tem sido um considerável estímulo. Agora que estamos terminando de preparar a matéria deste livro, recebi de J. E. R. McDonagh, FRCS, uma cópia do terceiro volume de seu livro *The Nature of Disease* (Heinemann), cujo primeiro capítulo, intitulado "Descoordenação e doença", foi inteiramente dedicado a um estudo do meu trabalho. As linhas de abertura de McDonagh podem ter interesse para o leitor.

No epílogo da segunda parte de *The Nature of Disease*, o autor anunciou sua intenção de estabelecer uma relação entre a medicina e o trabalho do sr. F. M. Alexander sobre o controle consciente do indivíduo. Essa declaração foi feita por ter ficado claro para ele, após encontrar o sr. Alexander e observar sua técnica, que o uso errôneo do corpo desempenha papel importante na doença. Agora, chegado o momento de cumprir a promessa, o autor está menos confiante no sucesso; em parte porque a opinião do sr. Alexander é, possivelmente, ainda mais radical que a do autor, que postula a existência de apenas uma doença; em parte porque a palavra escrita não consegue transmitir integralmente a ideia nem descrever satisfatoriamente a técnica e, ainda, em parte porque, para ligar qualquer assunto à medicina, é necessário cometer o erro fundamental de praticar a diferenciação em vez da correlação.

Conto com o apoio de outros profissionais da medicina, como se pode verificar na Carta Aberta que escreveram, transcrita no apêndice deste livro, e acredito ter mostrado, no capítulo 5, que o diagnóstico médico pode ser mais completo, se forem incluídos na formação médica os princípios e os métodos que advogo.

Um amigo e aluno, ao ler o manuscrito do primeiro capítulo deste livro, mencionou a possibilidade de que este levasse alguns leitores a concluir que a utilidade de minha técnica se limita aos casos sérios que nele descrevo. Não é assim. Alunos que não têm essas dificuldades têm-me procurado por acreditarem – e os resultados justificaram essa crença – que, por mais bem-dotados que possam ser em termos de saúde ou outros dons, poderiam tirar algum proveito do aprendizado de como dirigir e controlar conscientemente o uso que fazem de si mesmos em suas atividades cotidianas.

Os leitores dos meus livros anteriores sabem de meu interesse especial pelo ensino de crianças, e o que acabo de escrever se aplica em particular ao ensino mais precoce. Neste contexto, eu me reportaria aos benefícios auferidos pelas crianças e pelos jovens na escolinha, onde aprendem a pôr em prática a técnica para dirigir e melhorar o uso de si mesmos em todos os seus "fazeres": na leitura, na escrita, etc.

Também estou contente por poder anunciar que o primeiro curso de treinamento de professores na minha técnica foi inaugurado em março deste ano. Desejo aproveitar esta oportunidade para agradecer a Rugg-Gunn, FRCS, o artigo intitulado "Uma nova profissão", escrito recentemente para *Women's Employment* (junho de 1931), no qual ele mostra às jovens as vantagens de abraçar tal carreira e refere-se também ao trabalho feito na escolinha. A publicação desse artigo provocou tantos pedidos de informações que decidi incluir, em apêndice, a Carta Aberta aos Futuros Alunos do Curso de Treinamento e também uma referência especial ao trabalho que está sendo feito na escolinha, onde auxiliamos as crianças a pôr em prática os princípios e os métodos inerentes à minha técnica durante seu trabalho escolar, seja qual for o assunto para o qual dirijam sua atenção.

Os resultados da série de experiências que descrevi no capítulo I sugerem que, no processo de aquisição da direção consciente do uso do organismo humano, desvenda-se um "território desconhecido" até então, onde o campo de desenvolvimento das potencialidades humanas é praticamente ilimitado. Qualquer um que resolva dedicar tempo e trabalho à execução dos procedimentos necessários poderá comprovar isso.

Ouso dizer que mesmo a escassa quantidade de conhecimentos sobre o uso de nós mesmos contidos nestas páginas pode ser suficiente para permitir que profissionais de todas as áreas de pesquisa – biologia, astronomia, física, filosofia, psicologia ou qualquer outra – percebam que ingressaram num campo de experiência que, se explorado, acrescentará novo material às premissas das quais tirarão suas várias deduções. Afinal, em todos os campos, o próprio indivíduo é o instrumento através do qual o profissional deve se expressar. Se, por conseguinte, o conhecimento do modo como dirigir conscientemente o uso dos nossos mecanismos psicofísicos fosse convertido em ponto de partida comum para a pesquisa, com certeza isso tenderia a unificar e ampliar os resultados dos trabalhos das mais diversas áreas, mais do que qualquer outra coisa que tenha sido feita até agora.

Quero aproveitar a oportunidade para agradecer ao professor John Dewey ter-me dado, mais uma vez, seu inestimável apoio e permitir-me fazer citações de seu livro *Experience and Nature*. Quero também agradecer ao dr. Peter Macdonald a leitura do manuscrito e as críticas e sugestões valiosas e às srtas. Ethel Webb e Irene Tasker, a preparação da matéria para publicação. Estou especialmente grato a elas por sua valiosa e incansável ajuda, sem a qual a publicação deste livro seria retardada. Sou ainda grato às srtas. Mary Olcott e Edith Lawson pela cuidadosa revisão das provas, à srta. Evelyn Glover pela ajuda na datilografia e a dois de meus alunos, o sr. George Trevelyan e o sr. Gurney MacInnes, por tomarem a seu cargo a feitura do índice. Desejo também agradecer a Sir Arthur Eddington a permissão de transcrever trechos de sua conferência sobre "Ciência e religião", ao dr. A. Murdoch a permissão para transcrever trechos de sua palestra ao St. Andrew's Institute (James Mackenzie) e a Sir Edward Holderness a permissão de fazer citações de seu artigo "O atabalhoado".

24 de julho de 1931

F. MATTHIAS ALEXANDER

Prefácio à nova edição (1941)

A necessidade de uma nova edição deste livro propicia-me a oportunidade de tentar esclarecer certas dificuldades mencionadas nas cartas de alguns dos meus leitores, dificuldades essas surgidas na tentativa de se autoinstruírem na aplicação de minha técnica. O que preocupa a maioria deles é "como fazer". Alguns desses leitores julgaram-me com muita severidade, pois, segundo dizem, não são capazes de aprender sozinhos a partir do que escrevi em meus livros. Contudo, eles devem estar bem cientes de que, apesar de todos os manuais existentes, muitas pessoas são incapazes de aprender a dirigir, jogar golfe, esquiar ou até mesmo dominar assuntos relativamente simples, como geografia, história e aritmética, sem a ajuda de um professor.

Não devem ficar surpresos, portanto, ao descobrirem que não conseguem aprender a minha técnica, principalmente porque, ao tentarem mudar e melhorar o uso de si mesmos, espera-se que operem segundo um princípio novo. E, mais que isso, durante esse processo eles devem, inevitavelmente, entrar em contato com experiências até então desconhecidas, pois a execução dos procedimentos necessários exige uma modalidade nova e desconhecida do uso de si mesmos, a qual, quando vivenciada pela primeira vez, "parece estar errada". Portanto, em qualquer tentativa de aplicação da minha técnica, é cortejar o fracasso continuar a depender da mesma "sensação" que tem orientado o "fazer" costumeiro, que "parece certo", mas que está obviamente errado, já que nos induziu ao erro.

Será que alguns dos que se queixaram de dificuldades na tentativa de se autoinstruir não negligenciaram esse aspecto e são, portanto, responsáveis pelo seu próprio fracasso? E aqui eu gostaria de acrescentar uma palavra de alerta às pessoas que estou tentando ajudar, pois, ao examinar as referidas cartas, percebi que foram escritas depois de uma leitura rápida do assunto e não após um estudo minucioso e atento. Recentemente li um artigo que sugeria que as pessoas deveriam praticar a leitura rápida, embora o hábito de ler depressa demais, no qual a rapidez predomina sobre a compreensão – caminho mais fácil para o desarranjo físico e mental da humanidade –, seja um defeito mais do que comum hoje em dia. Esse é apenas um exemplo do hábito generalizado de se reagir depressa demais a estímulos, cujo predomínio pode ser considerado responsável pela maioria dos erros de compreensão, julgamento e orientação no uso do corpo da grande maioria das pessoas.

Outrossim, aqueles que escreveram pedindo ajuda para se autoinstruírem obviamente estão quase inteiramente dominados pela ideia de aprender a "fazer certo". Em resposta, eu os remeteria ao primeiro capítulo de meu livro, onde transcrevo com a maior exatidão possível o que fiz e (o que é ainda mais importante) o que *não* fiz ao me autoinstruir. Se lerem as páginas 17-8, verão que, no começo de minha experimentação, descobri que não devia preocupar-me primordialmente com o "fazer", como entendia então o "fazer", mas com o *impedir-me de fazer* – ou seja, impedir-me de anuir em chegar a um fim através do "fazer" costumeiro, que resultava na repetição do uso errado de mim mesmo e que eu desejava mudar. Meus registros mostram que, quanto mais eu progredia em minha busca por um meio de libertar-me da escravidão à reação habitual no "fazer" (que eu havia criado para mim mesmo ao confiar na orientação da minha percepção sensorial falível), mais claramente eu era forçado a ver que minha única chance de libertação era, como *passo fundamental*, recusar-me a anuir ao meu "fazer" comum ao executar qualquer procedimento.

Outra omissão da parte das pessoas que me escreveram é que, ao relatarem suas dificuldades, elas não se referem nem uma única vez ao controle primordial do uso. Isto é especialmente significativo porque foi a minha identificação inicial da necessidade de prevenir o que estava errado que me levou à descoberta do controle primordial de meu uso, e eu enfatizei essa descoberta como a mais importante em meus esforços de autoinstrução. Peço, portanto, aos leitores que estiverem ansiosos por se instruírem que releiam esse capítulo, no qual apresento não só um relato de minhas dificuldades, mas também dos meios pelos quais me libertei delas. Verão então que a descoberta do controle primordial desvendou um caminho pelo qual pude passar com segurança da "teoria idealista para a prática concreta", na medida em que contava com uma direção sensorial consciente, e não automática. Não podemos fazer isso com segurança enquanto confiarmos na direção da "sensação" e na vontade de fazer motivada por instintos, muitos dos quais já perderam a utilidade e estão associados a experiências enganosas que "dão a sensação de estarem certas".

Posso garantir a meus leitores que qualquer um que me acompanhar nas experiências que transcrevi, especialmente no que diz respeito ao "não fazer", dificilmente deixará de tirar proveito delas; mas devo ressaltar que eles não me estarão acompanhando a menos que admitam:

(1) que o conhecimento relativo à experiência sensorial não pode ser transmitido por palavra escrita

ou falada de forma que signifique para o receptor o que significa para a pessoa que está tentando transmiti-lo;

(2) que eles precisarão depender de novos "meios pelos quais" para conquistarem seus objetivos e, no princípio, "terão a sensação de errar" ao realizarem os procedimentos, pois estes lhes serão estranhos;

(3) que a tentativa de provocar mudanças no crescimento, no desenvolvimento e na melhora progressiva do uso e do funcionamento do organismo humano requer necessariamente a aceitação, ou melhor, a boa acolhida do desconhecido na experiência sensorial, e esse "desconhecido" não pode estar associado a experiências sensoriais que até então tenham "dado a sensação de estar certas";

(4) que "tentar acertar" através do "fazer" imediato é tentar reproduzir o conhecido e não pode levar ao "certo", ao que ainda é "desconhecido".

A qualquer um que aceitar essas ideias e perceber por que é necessário tê-las sempre em mente ao trabalhar na assimilação dos princípios de emprego dessa técnica eu diria: "Vá em frente, mas lembre-se de que o tempo é fundamental." Levei anos para atingir um ponto que pode ser atingido em poucas semanas com a ajuda de qualquer professor experiente.

A verdadeira solução do problema reside na ampla aceitação do princípio da *prevenção* em lugar da ideia de "cura" e no dar-se conta, afinal, de que o conhecimento mais importante que podemos possuir é o do uso e do funcionamento de nós mesmos e dos meios pelos quais o indivíduo humano pode, progressivamente, elevar o seu padrão de saúde e de bem-estar geral. E, aos que defendem os direitos individuais e a livre-iniciativa no mundo de hoje, permito-me dizer que, como treinamento para a concretização desses ideais elogiáveis, não existe vivência mais fundamental que a adquirida por uma pessoa que, com ou sem professor, dedicar pacientemente o seu tempo ao aprendizado da aplicação dessa técnica no ato de viver. O desejo de que a humanidade tome posse da herança de liberdade individual total, interior e exterior ao próprio indivíduo, ainda é uma "teoria idealista". Sua transferência para a prática exigirá liberdade individual *no* pensamento e *na* ação através do desenvolvimento da orientação e do controle conscientes do próprio indivíduo. Só então o indivíduo será libertado da dominação do hábito instintivo e da escravidão ao automatismo de reações a ele associado.

19 de dezembro de 1941

F. MATTHIAS ALEXANDER

1
A evolução de uma técnica

"Em primeiro lugar, devo pedir aos homens que não suponham que ... desejo fundar uma nova seita filosófica. Pois não é isso que estou fazendo; nem acredito que sejam muito importantes para o destino dos homens as ideias abstratas que se possam nutrir sobre a natureza e os princípios das coisas; e sem dúvida muitas antigas teorias deste tipo podem ser ressuscitadas e muitas novas criadas; assim como se podem conceber muitas teorias sobre os céus, que combinam bastante bem com os fenômenos e no entanto diferem entre si.

Mas, no que me diz respeito, não me preocupo com tais assuntos especulativos e ademais inúteis. Minha finalidade, ao contrário, é ver se consigo de fato assentar mais firmemente os fundamentos e ampliar mais os limites do poder e da grandeza do homem."

FRANCIS BACON (*Novum Organum* – CXVI)

Meus dois primeiros livros, *Man's Supreme Inheritance* e *Constructive Conscious Control of the Individual,* contêm uma exposição da técnica que desenvolvi gradualmente durante vários anos em minha busca de métodos através dos quais as condições errôneas de uso do organismo humano pudessem ser melhoradas. Devo admitir que, ao iniciar minha investigação, assim como a maioria das pessoas, eu concebia "corpo" e "mente" como partes separadas do mesmo organismo e, consequentemente, acreditava que os males, as dificuldades e as deficiências do ser humano poderiam ser classificados como "mentais" ou "físicos" e tratados segundo critérios especificamente "mentais" ou especificamente "físicos". Minha experiência prática, contudo, levou-me a abandonar esse ponto de vista, e os leitores de meus livros perceberão que a técnica neles descrita baseia-se na concepção oposta, ou seja, de que é *impossível* separar processos "mentais" e "físicos" em qualquer forma de atividade humana.

Essa mudança da minha concepção do organismo humano não ocorreu como resultado de mera teorização de minha parte. Ela me foi imposta pela experiência adquirida através de minhas investigações em um novo campo de experimentação prática sobre o ser humano vivo.

As cartas que recebo de meus leitores mostram que a grande maioria dos que aceitam a teoria da unidade dos processos mentais e físicos na atividade humana tem dificuldade em entender as implicações do funcionamento prático dessa teoria. Essa dificuldade está sempre vindo à tona em meu trabalho de professor, mas é possível, durante um curso, demonstrar ao aluno de que modo o mental e o físico funcionam juntos no uso que as pessoas fazem de si[1] em todas as atividades. A repetição de demonstrações deste tipo traz a convicção, mas, uma vez que o número de alunos que se pode ter, mesmo numa grande escola, naturalmente é limitado, as oportunidades de se fazer essa demonstração são relativamente poucas e, por conseguinte, decidi, neste livro, começar pelo começo e narrar a história das investigações que levaram, gradualmente, à

---

1. Quero deixar claro que, quando emprego a palavra "uso", não o faço no sentido limitado do uso de qualquer parte específica do corpo, como, por exemplo, quando falo no uso de um braço ou de uma perna, mas em um sentido muito mais amplo e abrangente que se aplica ao funcionamento do organismo em geral. Pois entendo que o uso de qualquer parte específica, como o braço ou a perna, implica necessariamente o acionamento dos diferentes mecanismos psicofísicos do organismo, cuja atividade conjunta ocasiona o uso do órgão específico.

evolução de minha técnica. Darei da maneira mais completa possível os detalhes reais das experiências que fiz, contando o que observei e vivi durante esse processo, pois acredito que, assim procedendo, estarei dando a meus leitores a oportunidade de verem por si mesmos a sequência de eventos que finalmente me convenceram:

(1) de que o que se conhece por "mental" e "físico" não são entidades separadas;
(2) de que, por esta razão, os males e as deficiências do ser humano não podem ser classificados como "mentais" ou "físicos" e tratados especificamente como tais, mas que todo ensino, seja ele escolar ou de outro tipo, isto é, seja seu objeto a prevenção[2] ou a eliminação de defeito, erro ou doença, deve basear-se na unidade indivisível do organismo humano.

Se algum leitor duvidar disto, eu lhe perguntaria se ele pode fornecer alguma prova de que o processo presente no ato, digamos, de levantar um braço, ou de andar, falar, ir dormir, empenhar-se em aprender algo, resolver um problema, tomar uma decisão, dar ou negar consentimento

---

2. Uso a palavra "prevenção" (e isso também se aplica a "cura") não porque a considere adequada ou totalmente a meu propósito, mas porque não consigo encontrar outra melhor. "Prevenção", em seu sentido mais completo, implica a existência de condições satisfatórias cuja deterioração é possível impedir. Neste sentido, hoje em dia a prevenção não é possível na prática, já que as condições atualmente presentes na criatura humana civilizada são tais que seria difícil encontrar alguém inteiramente livre de manifestações de uso e funcionamento incorretos. Quando, portanto, uso os termos "prevenção" e "cura", faço-o em sentido relativo apenas, considerando como medidas "preventivas" todas as tentativas de impedir o uso e o funcionamento errôneos do organismo, geralmente como meio de prevenir defeito, distúrbio e doença, e como medidas "curativas" os métodos nos quais a influência do uso errôneo sobre o funcionamento não é levada em conta ao se lidar com defeitos, distúrbios e doenças.

a um pedido ou desejo, ou satisfazer uma necessidade ou impulso súbito é puramente "mental" ou puramente "físico". Essa pergunta suscita muitas questões e eu sugiro que se tome de um fio condutor para se chegar a elas, se o leitor quiser acompanhar-me nas experiências que agora relatarei.

Desde muito jovem eu me deleitava com a poesia, e um de meus maiores prazeres era estudar as peças de Shakespeare, lendo-as em voz alta e esforçando-me para interpretar as personagens. Isso levou-me a interessar-me pela oratória e pela arte de declamar e de quando em quando me pediam que declamasse em público. Fui suficientemente bem-sucedido para pensar em seguir a carreira de declamador shakespeariano e trabalhei muito e por longo tempo no estudo de cada ramo da expressão dramática. Depois de adquirir certa experiência como amador, atingi um estágio em que acreditava que meu trabalho poderia ser submetido à prova mais rigorosa do julgamento segundo padrões profissionais, e as críticas que recebi justificaram a minha decisão de declamar profissionalmente.

Tudo correu bem durante alguns anos, até que comecei a ter problemas na garganta e nas cordas vocais, e, não muito tempo depois, meus amigos me diziam que, quando eu estava declamando, minha respiração era audível e eles podiam ouvir-me (segundo seus termos) "ofegando" e "sorvendo ar" pela boca. Isto me preocupou ainda mais que o meu problema concreto de garganta, que estava então em seus estágios iniciais, pois eu sempre me orgulhara de não ter o hábito de aspirar de forma audível, tão comum entre declamadores, atores e cantores. Consequentemente, procurei conselhos de médicos e educadores de vozes, na esperança de corrigir minha respiração defeituosa e aliviar minha rouquidão, mas, apesar de todos os tratamentos, os problemas tornaram-se cada vez mais acentuados e a rouquidão passou a se manifestar a intervalos cada vez menores[3]. Com o passar do tempo, o tratamento que estava recebendo foi ficando cada vez menos eficaz e o problema, cada vez mais sério, até que, depois de alguns anos, descobri, para minha consternação, que havia contraído uma rouquidão que de tempos em tempos culminava na completa perda da voz. Eu havia sofrido muitos problemas de saúde em toda a minha vida, e isso muitas vezes fora um obstáculo para mim, de modo que, com mais esse fardo de rouquidão periódica, comecei a duvidar da integridade dos órgãos do meu aparelho fonador. O auge se deu quando me ofereceram um contrato particularmente atraente e importante, pois, nessa época, eu tinha atingido tal estágio de incerteza sobre as condições dos órgãos do meu aparelho fonador que, francamente, tive medo de aceitá-lo. Decidi consultar meu médico mais uma vez, muito embora o tratamento anterior tivesse sido decepcionante. Depois de fazer um novo exame de minha garganta, ele me prometeu que, se durante a quinzena anterior ao meu recital, eu me abstivesse de declamar, usasse minha voz o menos possível e concordasse em observar o tratamento prescrito, no fim desse período minha voz estaria normal.

Segui seu conselho e aceitei o contrato. Depois de alguns dias senti-me seguro de que a promessa do médico se cumpriria, pois descobri que, usando minha voz o menos possível, eu me livrava gradualmente da rouquidão. Quando chegou a noite de meu recital, eu estava completamente livre da rouquidão, mas antes da metade do pro-

---

3. O diagnóstico médico, em meu caso, era irritação da membrana mucosa da garganta e do nariz e inflamação das cordas vocais que, diziam, estavam excessivamente relaxadas. Minha úvula era muito longa e às vezes provocava acessos agudos de tosse. Por esta razão, dois de meus conselheiros médicos recomendaram o seu encurtamento através de uma operação simples, mas não segui esse conselho. Agora tenho poucas dúvidas de que estava sofrendo daquilo que às vezes é chamado de "dor de garganta dos oradores".

grama minha voz estava novamente nas condições mais lastimáveis e, no fim da noite, a rouquidão era tão forte que eu mal podia falar.

Minha decepção era maior do que se possa imaginar, pois parecia então que eu jamais poderia esperar mais que um alívio temporário e que, portanto, seria forçado a desistir de uma carreira que me interessava profundamente e na qual acreditava poder ter sucesso.

Procurei meu médico no dia seguinte e conversamos sobre o assunto; no fim da conversa perguntei-lhe o que achava melhor fazermos. "Temos de continuar o tratamento", disse ele. Eu lhe disse que não poderia fazer isso e, quando ele me perguntou por que, mostrei-lhe que, embora tivesse seguido fielmente suas instruções de não usar a voz em público durante o tratamento, o antigo estado de rouquidão voltara uma hora depois de começar a usá-la novamente, na noite de meu recital. "Não é razoável" – perguntei – "concluir então que *alguma coisa que eu estava fazendo naquela noite, ao usar a voz, é que era a causa do problema?*" Ele pensou um pouco e disse: "É, deve ser isso." "Pode dizer-me então o *que foi que eu fiz* que causou o problema?" Ele admitiu com franqueza que não sabia. "Muito bem. Se é assim, devo tentar descobrir sozinho."

Ao partir para essa investigação, tinha dois fatos em que me basear. Eu aprendera na prática que a declamação provocava um estado de rouquidão e que esta tendia a desaparecer desde que eu restringisse o uso da voz à fala comum e recebesse, ao mesmo tempo, tratamento médico para a garganta e os órgãos do aparelho fonador. Pensei na influência desses dois fatos sobre minha dificuldade e concluí que, se a fala comum não causava rouquidão, ao passo que a declamação sim, devia haver algo de diferente entre o que eu fazia ao declamar e o que eu fazia ao falar normalmente. Se era assim, e se eu pudesse descobrir qual era a diferença, isso poderia ajudar-me a resolver o problema; de qualquer forma, não custava nada fazer uma experiência.

Para esse fim, decidi utilizar um espelho e observar a minha maneira de "fazer" tanto ao falar normalmente quanto ao declamar, na esperança de que isso me habilitasse a ver a diferença, se é que existia alguma; achei melhor começar observando-me durante o ato mais simples de falar normalmente, para ter algo que me guiasse durante a observação do ato mais exigente de declamar.

Em pé diante do espelho, observei-me atentamente durante o ato de falar normalmente. Repeti esse ato muitas vezes, mas nada vi na minha maneira de fazê-lo que parecesse errado ou antinatural. Passei então a observar-me com atenção no espelho enquanto declamava e imediatamente notei várias coisas que não havia notado quando simplesmente falava. Fiquei particularmente impressionado com três coisas que me vi fazer. Vi que, tão logo começava a declamar, eu tendia a inclinar a cabeça para trás, comprimir a laringe e sorver o ar através da boca de tal modo que produzia um som ofegante.

Depois de notar essas tendências, voltei a observar-me durante o ato de falar normalmente e, nesse momento, tive poucas dúvidas de que as três tendências observadas pela primeira vez quando declamava também estavam presentes, embora em menor grau, em minha fala comum. Na verdade, eram tão discretas que pude entender por que, nas vezes anteriores, ao observar-me falando normalmente[4], eu não conseguira percebê-las. Quando descobri essa diferença notável entre o que fazia ao falar normalmente e o que fazia ao declamar, percebi que tinha, diante de mim, um fato inequívoco que poderia explicar muitas coisas e senti-me animado a continuar.

---

4. Não poderia ser de outra forma, visto que me faltava então a experiência no tipo de observação necessário para que eu fosse capaz de detectar algo de errado na maneira como fazia uso de mim mesmo enquanto falava.

Declamei várias vezes diante do espelho e descobri que as três tendências já observadas por mim acentuavam-se de modo especial quando eu estava declamando trechos que exigiam demais da minha voz. Isso serviu para confirmar minha suspeita inicial de que poderia haver alguma ligação entre o uso que eu fazia de mim mesmo enquanto declamava e meu problema de garganta, suposição essa que não me parecia desarrazoada, já que o que eu fazia ao falar normalmente não provocava dano observável, ao passo que o que eu fazia ao declamar, para atender a qualquer exigência incomum que se impusesse à minha voz, provocava um quadro agudo de rouquidão.

A partir disso fui levado a conjeturar que, se inclinar a cabeça para trás, comprimir a laringe e sorver o ar pela boca forçavam em demasia a minha voz, isso constituía um mau uso das partes em questão. Acreditei então ter descoberto a raiz do problema, pois raciocinava que, se minha rouquidão tinha origem na maneira como eu usava certas partes de meu corpo, eu não progrediria, a menos que pudesse prevenir ou mudar esse mau uso.

Quando, porém, passei a tentar usar na prática essa descoberta, senti-me perdido. Por onde deveria começar? Seria a aspiração pela boca que causava a inclinação da cabeça para trás e a compressão da laringe? Ou a inclinação da cabeça para trás é que causava a compressão da laringe e a aspiração pela boca? Ou era a compressão da laringe que causava a aspiração pela boca e a inclinação da cabeça para trás?

Como fui incapaz de responder a essas perguntas, tudo o que pude fazer foi continuar pacientemente a fazer experiências diante do espelho. Depois de alguns meses descobri que, ao declamar, não conseguia, por meios diretos, prevenir a aspiração ruidosa pela boca ou a compressão da laringe, mas podia, até certo ponto, prevenir a inclinação da cabeça para trás. Isso levou-me a uma descoberta que se revelou de grande importância, ou seja, quando eu conseguia impedir a inclinação da cabeça para trás, isso tendia indiretamente a inibir a aspiração ruidosa pela boca e a compressão da laringe.

Nunca é demais ressaltar o valor dessa descoberta, pois, através dela, fui levado à descoberta ulterior do controle primordial do funcionamento de todos os mecanismos do organismo humano e isso marcou o primeiro estágio importante de minha investigação.

Outro resultado que observei foi que, com a prevenção do mau uso dessas partes, eu tendia a ficar menos rouco ao declamar e, à medida que ficava mais experiente nessa prevenção, minha suscetibilidade à rouquidão diminuía. E mais: quando, depois dessas experiências, minha garganta foi examinada de novo por meus amigos médicos, observou-se grande melhora nas condições gerais da laringe e das cordas vocais.

Dessa maneira fui levado a concluir que as mudanças que eu fora capaz de realizar no *uso,* prevenindo as três tendências danosas detectadas em mim mesmo, haviam produzido um efeito notável sobre o *funcionamento* de meus mecanismos vocais e respiratórios.

Esta conclusão, vejo agora, marcou o segundo estágio importante em minhas investigações, pois minha vivência prática neste caso específico levou-me a perceber pela primeira vez a íntima ligação existente entre uso e funcionamento.

Minha experiência até então havia mostrado:
(1) que a tendência a inclinar a cabeça para trás estava associada ao problema de garganta e
(2) que eu podia aliviar esse problema até certo ponto simplesmente evitando a inclinação da cabeça para trás, já que esse ato preventivo tendia a inibir indiretamente a compressão da laringe e a aspiração audível pela boca.

A partir daí raciocinei que, se eu levasse a cabeça para a frente, seria capaz de influenciar ainda mais o funcionamento de meus mecanismos vocais e respiratórios no sentido de corrigi-los e assim erradicar a tendência à rouquidão de uma vez por todas. Decidi, portanto, que o passo seguinte seria levar a cabeça bem para a frente, na realidade mais para a frente ainda do que me parecia correto fazer.

Quando comecei a tentar, porém, descobri que, depois de levar a cabeça para a frente além de certo ponto, eu tendia a incliná-la para baixo e para a frente e, pelo que pude ver, o efeito disso sobre meus órgãos vocais e respiratórios era muito parecido com o que ocorria quando eu inclinava a cabeça para trás e para baixo. Pois, em ambos os atos, havia a mesma compressão da laringe que estava associada ao problema de garganta e, naquele momento, eu estava convencido de que essa compressão da laringe devia ser inibida se eu quisesse que minha voz se normalizasse. Por isso, continuei fazendo experiências, na esperança de encontrar algum uso da cabeça e do pescoço que não estivesse associado à compressão da laringe.

É impossível descrever detalhadamente, aqui, minhas várias experiências durante esse longo período. Basta dizer que, durante esses experimentos, ocorreu-me notar que qualquer uso da cabeça e do pescoço que estivesse associado à compressão da laringe também estava associado a uma tendência a erguer o tórax e reduzir a estatura.

Ao relembrar isso, percebo que esta também foi uma descoberta com implicações de longo alcance, e os acontecimentos provaram que ela marcou um ponto crucial em minhas investigações.

Esse novo indício sugeria que o funcionamento dos órgãos da fonação era influenciado pela minha maneira de usar todo o tronco e que a inclinação da cabeça para trás e para baixo não era, como eu pensara, simplesmente um mau uso das partes específicas em questão, mas um uso que estava inseparavelmente vinculado ao mau uso de outros mecanismos e que implicava a redução da estatura. Se era assim, evidentemente seria inútil esperar que a mera prevenção do uso errôneo da cabeça e do pescoço ocasionasse a melhora de que eu precisava. Percebi que também devia prevenir os outros maus usos associados que produziam a redução da estatura.

Isso me levou a realizar uma longa série de experimentos, em alguns dos quais eu tentava prevenir a redução da estatura e em outros alongá-la de fato, observando os resultados em cada caso. Durante certo tempo, alternei essas duas formas de experimento e, depois de notar o efeito de cada uma sobre minha voz, descobri que as melhores condições da laringe e dos mecanismos vocais e a menor tendência à rouquidão estavam associadas ao *alongamento* da estatura. Infelizmente, descobri que, na prática, eu reduzia a estatura muito mais que alongava e, ao procurar uma explicação, vi que isso se devia à minha tendência de inclinar a cabeça para baixo quando tentava levá-la para a frente a fim de alongar a estatura. Depois de fazer mais experimentos, descobri, finalmente, que, para manter o alongamento da estatura, era necessário que minha cabeça fosse dirigida para cima e não para baixo, quando eu a levava para a frente; em resumo, para alongar *eu devia manter a cabeça dirigida para a frente e para cima.*

Como se verá a seguir, ficou provado que esse era o controle primordial do meu uso em todas as minhas atividades.

Quando, porém, tentei manter a cabeça dirigida para a frente e para cima *enquanto declamava,* notei que se acentuava a antiga tendência para elevar o tórax e, com ela, a tendência para aumentar o arco da coluna vertebral, causando assim o que agora chamo de "estreitamento dorsal". Isso, percebi, exercia um efeito nocivo sobre a forma e o funcionamento do próprio tronco e, por conseguinte, concluí que, para manter o alongamento, não era suficiente manter a cabeça dirigida para a frente e para cima, mas que devia mantê-la dirigida para a frente e para cima de tal maneira que prevenisse a elevação do tórax e, simultaneamente, produzisse um alargamento dorsal.

Tendo chegado a esse ponto, achei que seria justificável tentar colocar em prática essas descobertas. Com essa finalidade, prossegui no meu trabalho vocal, procurando prevenir meu velho hábito de inclinar a cabeça para trás e para baixo e de erguer o tórax (reduzindo a estatura), e combinar esse ato preventivo com a tentativa de manter a cabeça dirigida para a frente e para cima (alongando a estatura) e de alargar o dorso. Essa foi minha primeira tentativa de combinar "prevenção" e "fazer" em uma só atividade, e em nenhum momento duvidei de que seria capaz de fazê-lo; verifiquei, porém, que, embora agora eu fosse capaz de manter a cabeça dirigida para a frente e para cima e alargar o dorso como atos em si mesmos, *eu não conseguia manter esses estados ao falar ou declamar.*

Isso me fez suspeitar de que não estava fazendo o que acreditava estar fazendo, e decidi mais uma vez recorrer à ajuda do espelho. Mais tarde passei a usar dois outros, um de cada lado do espelho central, e com sua ajuda descobri que minha suspeita se justificava, pois vi que, no momento crítico em que eu tentava combinar a prevenção de redução de estatura com uma tentativa positiva de *manter o alongamento e falar ao mesmo tempo,* eu não mantinha a cabeça dirigida para a frente e para cima como pretendia, mas na realidade mantinha-a para trás. Ali estava então a prova surpreendente de que eu estava fazendo o oposto do que acreditava estar fazendo e do que eu decidira que deveria fazer.

Interrompo minha narrativa neste ponto para chamar a atenção para um fato muito interessante, embora ele deponha con-

tra mim. O leitor se lembrará de que, em meus primeiros experimentos, quando eu queria ter certeza do que estava fazendo de mim mesmo durante o ato conhecido de declamar, obtive ajuda inestimável do uso de um espelho. Apesar dessa experiência vivida e do conhecimento que obtivera com ela, eu me lançava então num experimento que punha em jogo um novo uso de certas partes do corpo e que implicava vivências sensoriais totalmente desconhecidas, sem que sequer me ocorresse que, para esse fim, eu precisaria mais do que nunca da ajuda do espelho.

Isso mostra como eu estava confiante, a despeito da experiência vivida, de que seria capaz de pôr em prática qualquer ideia que achasse desejável. Quando descobri que era incapaz de fazer isso, achei que se tratava simplesmente de uma idiossincrasia pessoal, mas minha experiência pedagógica dos últimos trinta e cinco anos e minha observação das pessoas com quem tive outros tipos de contato convenceram-me de que não se tratava de uma idiossincrasia, mas de que a maioria das pessoas teria feito o mesmo em circunstâncias semelhantes. Na realidade, eu estava sendo vítima de uma ilusão praticamente universal, a ilusão de que, uma vez que somos capazes de fazer o que "queremos fazer" em atos habituais e que implicam vivências sensoriais conhecidas, seremos igualmente bem-sucedidos ao fazermos o que "queremos fazer" em atos contrários aos nossos hábitos e que, portanto, implicam vivências sensoriais desconhecidas.

Ao perceber isso, fiquei muito perturbado e vi que a situação toda teria de ser reexaminada. Voltei de novo ao começo, à minha primeira conclusão de que a causa de meu problema de garganta devia ser encontrada em algo que eu mesmo fazia quando usava minha voz. Desde então eu descobrira o que era esse "algo" e o que eu acreditava que devia fazer para que os órgãos do meu aparelho fonador funcionassem devidamente. Mas isso não me ajudara muito, pois, chegado o momento de aplicar à declamação o que tinha aprendido, eu tentara fazer o que devia fazer e falhara. Obviamente, o passo seguinte era descobrir em que ponto do meu "fazer" eu errara.

Só me restava perseverar, e pratiquei pacientemente, mês após mês, como fizera até então, colhendo ora sucessos, ora insucessos, mas sem obter grandes esclarecimentos. Com o tempo, porém, tirei proveito dessas experiências, pois, através delas, vi que qualquer tentativa de manter o alongamento durante a declamação implicava não só a prevenção do uso errôneo de certas partes específicas e a sua substituição pelo uso que eu acreditava ser melhor para essas mesmas partes, mas também o uso de todas as partes do corpo necessárias às atividades inerentes ao ato de declamar, tais como ficar em pé, andar, usar braços e mãos para gesticular, representar, etc.

A observação no espelho mostrou-me que, ao ficar em pé declamando, eu sincronizava o uso incorreto dessas outras partes com o uso incorreto da cabeça e do pescoço, da laringe, dos órgãos dos aparelhos fonador e respiratório, o que determinava um quadro de tensão muscular excessiva em todo o meu organismo. Observei que esse quadro de tensão muscular excessiva influenciava de modo especial o uso das pernas, dos pés e dos dedos dos pés; estes últimos ficavam contraídos e curvados para baixo de tal forma que meus pés ficavam excessivamente arqueados, meu peso recaía mais para o lado de fora dos pés do que deveria e meu equilíbrio ficava afetado.

Ao descobrir isto, puxei da memória para ver se podia encontrar uma explicação e lembrei-me de uma instrução que no passado me fora dada pelo falecido sr. James Cathcart (que fora membro da companhia de Charles Kean), enquanto tomava aulas de expressão dramática e interpretação com ele. Não lhe agradando meu modo de ficar em pé e andar, ele me dizia de tempos em tempos: "Segure o chão com os pés." Em seguida, ele me demonstrava na prática o que queria dizer com aquilo, e eu fazia o que podia para copiá-lo, acreditando que, se me dissessem o que fazer para corrigir algo errado, eu seria capaz de fazê-lo e tudo correria bem. Fui persistente e com o tempo acreditei que meu modo de ficar em pé já era satisfatório, uma vez que eu achava que "estava segurando o chão com os pés", como o vira fazer.

É generalizada a crença de que, se nos disserem o que fazer para corrigir um modo errado de fazer algo, poderemos fazê-lo e que, se *sentirmos* que o estamos fazendo, tudo estará bem. Toda a minha vivência, porém, serve para mostrar que essa crença é ilusória.

Ao rememorar essa experiência, continuei, com a ajuda de espelhos, a observar o uso de mim mesmo com mais atenção que nunca e acabei percebendo que o que estava fazendo com minhas pernas, meus pés e artelhos quando ficava em pé para declamar exerce uma influência geral bastante nociva sobre o uso de mim mesmo em todo o meu organismo. Isso me convenceu de que o uso dessas partes do corpo provocava tensão muscular excessiva e estava indiretamente associado ao meu problema de garganta; esta minha convicção foi reforçada quando me lembrei de que meu professor achara necessário, no passado, melhorar meu modo de ficar em pé para que eu conseguisse melhores resultados na declamação. Gradualmente foi ficando claro para mim que a maneira incorreta de usar a mim mesmo quando acreditava estar "segurando o chão com os pés" era a mesma que se manifestava quando, ao declamar, eu inclinava a cabeça para trás, comprimia a laringe, etc., e que esse erro no uso de mim mesmo constituía um erro no uso da totalidade dos meus mecanismos físico-mentais. Percebi então que aquele era o uso que eu costumava pôr em ação em todas as minhas atividades, o que posso chamar de "uso habitual" de mim mesmo, e que meu desejo de declamar, como qualquer outro estímulo para a atividade, faria com que esse uso errôneo entrasse em ação e frustrasse qualquer tentativa de empregar um uso melhor de mim mesmo ao declamar.

Por ser habitual, esse uso errôneo exercia uma influência inevitavelmente forte, acentuada em meu caso porque, durante os últimos anos, eu sem dúvida o estivera cultivando com meus esforços de cumprir as instruções de meu professor, de "segurar o chão com os pés" ao declamar. A influência desse uso habitual *cultivado*, por conseguinte, atuava como um estímulo quase irresistível para que eu me usasse do modo errado a que estava acostumado. Esse estímulo ao uso geral incorreto era muitíssimo mais forte que o estímulo do desejo de empregar um uso novo da cabeça e do pescoço, e eu percebi que era essa influência que, tão logo eu ficava em pé para declamar, me levava a inclinar a cabeça na direção oposta à que eu desejava. Naquele momento eu tinha pelo menos uma certeza: todos os esforços que empreendera até então para melhorar o uso que fazia de mim mesmo ao declamar haviam sido mal dirigidos.

É importante lembrar que o uso de determinada parte em qualquer atividade está intimamente associado ao uso de outras partes do corpo e que a influência recíproca exercida pelas diversas partes muda incessantemente, de acordo com a modalidade de uso delas. Se uma parte empregada diretamente numa atividade estiver sendo usada de modo relativamente novo e ainda não plenamente conhecido, o estímulo para a nova modalidade de uso é fraco em comparação com o estímulo para o uso das outras partes do corpo, que estarão sendo empregadas indiretamente nessa atividade, segundo a modalidade antiga habitual.

No presente caso, eu estava tentando usar a cabeça e o pescoço de um modo desconhecido com a finalidade de declamar. O estímulo para adotar o novo uso da cabeça e do pescoço, portanto, só podia ser fraco, se comparado com o estímulo para adotar o uso habitual e errado dos pés e das pernas, que se tornara muito conhecido por ter sido cultivado no ato de declamar.

Nisto reside a dificuldade de transformar condições insatisfatórias de uso e de funcionamento, e minha experiência de ensino mostrou-me que, quando um uso habitual errado foi cultivado em uma pessoa, com qualquer propósito, a sua influência nos estágios iniciais das aulas é praticamente irresistível.

Isso me levou a longas considerações sobre toda a questão da direção[5] do uso de mim mesmo. "Qual é essa direção" – perguntava-me – "de que tenho dependido?" Tive de admitir que nunca pensara bem no modo como dirigia o uso de mim mesmo, mas que habitualmente usava a mim mesmo da forma que *sentia ser natural*. Em outras palavras, eu, como todas as outras pessoas, dependia da "sensação" para dirigir meu uso. Julgando, porém, pelos resultados de meus experimentos, esse método de direção induzira-me em erro (como, por exemplo, quando inclinava a cabeça para trás ao tentar mantê-la dirigida para a frente e para cima), provando que a "sensação" associada a essa minha direção de uso era enganosa.

Foi um duro golpe. Se existia alguém num impasse, essa pessoa era eu. Pois lá estava, diante do fato de que a minha percepção, o único guia de que dispunha para dirigir o uso de mim mesmo, era enganosa. Naquele momento acreditei que aquilo era uma peculiaridade da minha pessoa e que meu caso era excepcional devido aos constantes problemas de saúde que sempre me haviam afligido; mas, tão logo examinei outras pessoas para ver se estas usavam a si mesmas da forma como pensavam usar, descobri que a percepção pela qual dirigiam o uso de si

---

5. Quando emprego as palavras "direção" e "dirigir" com "uso", em frases como "direção do uso de mim mesmo" e "dirigir o uso", etc., quero referir-me ao processo de projeção de mensagens do cérebro para os mecanismos e de condução da energia necessária ao uso desses mecanismos.

mesmas também era enganosa e que, de fato, a única diferença, nesse aspecto, entre mim e elas era de grau. Apesar de desanimado, recusava-me a acreditar que o problema não tivesse solução. Comecei a perceber que meus achados até então poderiam conduzir-me a um campo de pesquisa inteiramente novo, e eu estava obsedado pelo desejo de explorá-lo. "Com certeza" – argumentava – "se é possível que a sensação se torne enganosa como instrumento de direção, também deve ser possível torná-la fidedigna novamente."

A ideia das maravilhosas potencialidades do homem sempre foi uma fonte de inspiração para mim, desde que tomei conhecimento da grande descrição de Shakespeare:

> Que obra é o homem! quão nobre em raciocínio! quão infinito em faculdades! na forma e no movimento, tão preciso e admirável! em atos, quão semelhante aos anjos! em compreensão, quão semelhante aos deuses! a beleza do mundo! o modelo das criaturas!

Mas essas palavras pareciam estar sendo desmentidas pelo que eu havia descoberto em mim e nos outros. Pois, o que poderia ser menos "nobre em raciocínio" ou menos "infinito em faculdades" do que o homem, que, a despeito de suas potencialidades, enganou-se a tal ponto no uso de si mesmo, ocasionando assim tal degradação em seu padrão de funcionamento que, em tudo o que tenta fazer, essas condições perniciosas tendem a exacerbar-se cada vez mais? Consequentemente, quantas pessoas existem hoje das quais se possa dizer, com relação ao uso que fazem de si mesmas, que são "na forma e no movimento tão precisas e admiráveis"? Será que podemos continuar considerando o homem como o "modelo das criaturas"?

Lembro-me ainda de, nesse período, discutir com meu pai os erros de uso que eu havia observado tanto em mim quanto em outras pessoas e de argumentar que, nesse aspecto, não havia diferença entre nós e um cão ou um gato. Quando ele me perguntou por que, respondi: "Porque nosso *conhecimento* sobre o uso de nós mesmos não é maior que o de um cão ou um gato." Com isso eu queria dizer que a direção que o homem imprimia a seu uso, por ser baseada na sensação, era tão irracional e instintiva quanto a do animal[6]. Refiro-me a essa conversa para mostrar que eu já me havia dado conta de que, em nosso atual estado de civilização, que exige adaptação constante e rápida a um meio que muda muito depressa, a direção irra-

---

6. Pode-se contra-argumentar que o atleta que realiza bem uma proeza complicada controla conscientemente seus movimentos. É verdade, sem dúvida, que, em grande número de casos, ele é capaz de obter pela prática do método de "tentativa e erro" a proficiência automática na realização dos movimentos necessários a essa proeza. Mas isso não prova de modo nenhum que ele esteja controlando conscientemente esses movimentos. E mesmo nos raros casos em que o atleta controla e coordena conscientemente certos movimentos, ainda não se pode dizer que, em seu desempenho, ele controle conscientemente o uso de si mesmo como um todo. Pois é possível concluir com segurança que ele não *sabe* qual uso de seus mecanismos como um todo é o melhor para realizar os movimentos que deseja, de tal modo que, no caso de acontecer alguma coisa, como muitas vezes ocorre, que cause alguma mudança no uso habitual e conhecido de seus mecanismos, sua proficiência na realização desses movimentos será afetada também. A experiência prática mostra que, uma vez perdido esse padrão inicial de proficiência, ele não poderá reconquistá-lo com facilidade, e isso não é surpreendente, visto que lhe falta o conhecimento de como dirigir o uso geral de si mesmo, que é a única coisa que o capacitaria a recuperar o uso dos mecanismos que lhe dava proficiência. (A propósito, há muitos casos de pessoas que, imitando propositalmente as peculiaridades dos gagos, acabaram por criar o hábito de gaguejar e, apesar de todos os esforços, não conseguiram recuperar seu padrão original de proficiência na fala.)

Por lhe faltar tal conhecimento, o atleta, como o animal, tem que depender de suas sensações para dirigir o funcionamento de seus mecanismos e, como essas sensações se tornaram mais ou menos enganosas na maioria dos atletas (fato que pode ser demonstrado), os mecanismos que ele emprega em suas atividades só podem ser mal dirigidos. Tal direção, por ser tão irracional quanto a do animal, não pode ser comparada à direção consciente e racional que está associada ao controle primordial dos mecanismos do indivíduo como unidade funcional.

cional e instintiva do uso, tal como a que supre as necessidades do cão ou do gato, não é mais suficiente para suprir as necessidades humanas. Eu havia provado, em meu caso e no de outros, que o controle e a direção instintiva do uso haviam-se tornado tão insatisfatórios e as sensações a eles associadas, tão enganosas como guia, que poderiam levar-nos a fazer exatamente o oposto do que desejávamos ou pensávamos estar fazendo. Se, portanto, como eu suspeitava, essa imprecisão das sensações era produto da vida civilizada, ela tenderia, com o passar do tempo, a se tornar cada vez mais uma ameaça universal, caso em que seria inestimável o conhecimento dos meios pelos quais a sua fidedignidade pudesse ser restaurada. Percebi que a busca desse conhecimento descortinaria um campo de exploração inteiramente novo e muito mais promissor do que qualquer outro de que já ouvira falar e comecei a refletir sobre minhas próprias dificuldades à luz desse novo fato.

Certos aspectos pareceram-me bastante importantes:
(1) a inclinação da cabeça para trás e para baixo, quando eu *sentia* que a estava mantendo dirigida para a frente e para cima, era prova de que o uso das partes em questão estava sendo mal dirigido e que esse erro de direção estava associado a sensações enganosas;
(2) essa direção errada era instintiva e, com as sensações enganosas a ela associadas, era parte integrante do uso habitual de mim mesmo;
(3) essa direção errada e instintiva, que conduzia ao uso habitual e errado de mim mesmo e incluía, de modo mais notável, o uso errado da cabeça e do pescoço, *entrava em ação como resultado da minha decisão de usar a voz; essa direção errada, em outras palavras, era minha resposta (reação) instintiva ao estímulo para usar a voz.*

Ao pensar sobre o significado deste último aspecto, ocorreu-me que, se eu pudesse, ao receber o estímulo de usar a voz, inibir a direção errada que estava associada ao uso habitual e errado da cabeça e do pescoço, eu estaria cortando pela raiz minha reação insatisfatória à ideia de declamar, que se expressava através da inclinação da cabeça para trás, da compressão da laringe e da aspiração audível pela boca. Uma vez inibida essa direção errada, a etapa seguinte seria descobrir qual a direção necessária para conseguir um uso melhor da cabeça e do pescoço e, indiretamente, da laringe, da respiração e de outros mecanismos, pois eu acreditava que tal direção, quando posta em prática, asseguraria uma reação satisfatória, e não mais insatisfatória, ao estímulo para o uso da voz.

No trabalho que se seguiu vim a perceber que, para conseguir uma direção de meu uso que *assegurasse* essa reação satisfatória, eu deveria parar de confiar nas sensações associadas à direção instintiva e, em seu lugar, empregar meus processos racionais para:

(1) analisar as condições de uso presentes;
(2) selecionar (através do raciocínio) os meios pelos quais fosse possível chegar a um uso mais satisfatório;
(3) projetar *conscientemente* as direções necessárias para efetivar esses meios.

Em resumo, concluí que, se quisesse ser capaz de reagir satisfatoriamente ao estímulo para usar a voz, eu deveria substituir a antiga direção instintiva (irracional) de mim mesmo por uma nova direção consciente (racional).

A tese de se retirar do plano instintivo o controle do uso dos mecanismos da criatura humana para passá-lo para o plano consciente já foi confirmada pelos resultados obtidos na sua aplicação prática, mas ainda são necessários muitos anos para que seu verdadeiro significado como fator de desenvolvimento humano seja plenamente reconhecido.

Comecei a pôr em prática essa ideia, mas, de imediato, fiquei perplexo diante de uma série de experiências surpreendentes e inesperadas. Como a maioria das pessoas, eu acreditara até aquele momento que, se pensasse muito bem na maneira de melhorar meu modo de realizar determinado ato, seria orientado pelo raciocínio e não pelas sensações quando fosse pôr em ação essas reflexões e que minha "mente" era um agente diretivo superior e mais eficaz. Mas a falácia dessa crença ficou evidente tão logo tentei empregar a direção consciente com o fim de corrigir algum uso errado de mim mesmo que, por ser habitual, *dava-me a sensação de estar certo.* Na prática, descobri que não havia uma linha divisória bem definida entre a direção irracional e a racional de mim mesmo e que eu era totalmente incapaz de impedir que as duas se sobrepusessem. Tive êxito no emprego do raciocínio até o ponto de projetar as direções que, depois da análise das condições de uso presentes, eu havia decidido serem necessárias para criar o uso novo e melhor. Tudo corria bem, contanto que não tentasse usar a nova orientação para falar. Por exemplo: tão logo recebia um estímulo para usar a voz e tentava reagir *fazendo* a coisa nova que minha direção consciente deveria ocasionar (como manter a cabeça dirigida para a frente e para cima) e *falar ao mesmo tempo,* eu descobria que, imediatamente, revertia a todos os meus hábitos errados de uso (como inclinar a cabeça para trás, etc.). Não havia dúvida quanto a isto; podia vê-lo acontecendo no espelho. Essa era a prova clara de que, no momento crucial em que eu tentava conquistar meu objetivo por meios contrários aos que estavam associados a meus antigos hábitos de uso, a direção instintiva dominava a racional, dominava a minha vontade de fazer o que eu decidira ser certo fazer, embora tentasse (na acepção comum de "tentar") fazê-lo. Vezes e vezes vivenciei a experiência de receber estímulo de falar e invariavelmente reagir fazendo algo que estivesse de acordo com o uso habitual associado ao ato de falar.

Depois de muitas experiências decepcionantes desse tipo, decidi abandonar temporariamente qualquer tentativa de "fazer" algo para conquistar meu objetivo e percebi, afinal, que, se quisesse ser capaz de mudar meu uso habitual e dominar minha direção instintiva, *eu precisaria fazer a experiência de receber o estímulo para falar e recusar-me a fazer qualquer coisa como resposta imediata.* Pois eu via que a resposta imediata era resultado de uma decisão minha de fazer algo *prontamente,* de atingir diretamente determinado objetivo, e, por reagir rapidamente a essa decisão, eu não me dava a oportunidade de projetar, tantas vezes quantas necessárias, as novas orientações que, por raciocínio, eu decidira serem os melhores meios pelos quais eu poderia chegar a esse objetivo. Isso significava que a velha direção instintiva que, associada a sensações enganosas, fora até aquele momento o fator de controle na formação de meu uso habitual e errado ainda controlava a minha *modalidade* de resposta e, portanto, acionava inevitavelmente o meu uso antigo e habitual.

Decidi, por conseguinte, limitar-me a dar as orientações para os novos "meios pelos quais"[7], em vez de tentar "fazê-las" ou vinculá-las ao "objetivo" de falar. Eu daria essas instruções diante do espelho durante longos períodos, dias, semanas e às vezes até meses sucessivos, sem tentar "fazê-las"; a experiência que adquiri com tal procedimento revelou-se de grande importância ao chegar o momento de pensar no modo de pô-las em prática.

Essa experiência ensinou-me:

---

7. A expressão "meios pelos quais" será usada em todo o livro para representar os meios racionais para a conquista de um objetivo. Esses meios compreendem a inibição do uso habitual dos mecanismos do organismo e a projeção consciente das novas orientações necessárias à realização dos diferentes atos envolvidos num uso novo e mais satisfatório desses mecanismos.

(1) que, antes de tentar "fazer" sequer a primeira parte dos novos "meios pelos quais" que eu decidira empregar para conquistar meu objetivo (ou seja, o uso da voz e a declamação), eu devia dar muitas vezes as orientações preparatórias para o fazer dessa primeira parte;
(2) que eu devia *continuar* a dar as orientações preparatórias para o fazer da primeira parte enquanto dava as orientações preparatórias para o fazer da segunda parte;
(3) que eu devia *continuar* e dar as orientações preparatórias para o fazer da primeira e da segunda parte enquanto dava as orientações preparatórias para o fazer da terceira parte, e assim por diante, para o fazer da quarta e das outras partes, se necessário.

Finalmente, descobri que, depois de ter-me familiarizado com o processo combinado de dar em sequência às orientações para os novos "meios pelos quais" e de empregar os vários mecanismos correspondentes para ocasionar o novo uso, eu devia continuar esse processo na prática durante um grande período de tempo antes de tentar empregar de fato os novos "meios pelos quais" com a finalidade de falar.

O processo que acabei de descrever é um exemplo do que o professor John Dewey denominou "pensar em atividade", e qualquer pessoa que fizer isso com seriedade enquanto tenta conquistar um objetivo descobrirá estar vivendo uma experiência nova daquilo que conhece por "pensar". Minha experiência pedagógica diária mostra-me que, ao trabalharmos para determinado objetivo, somos todos capazes de projetar uma orientação, mas que a grande dificuldade de todos os alunos que conheci até hoje é continuar dando essa orientação enquanto projeta a segunda, continuar dando essas duas enquanto acrescenta uma terceira e continuar mantendo as três em andamento enquanto age para conquistar o objetivo[8].

Chegou o momento em que acreditei ter praticado os "meios pelos quais" por tempo suficientemente longo e comecei a ensaiá-los e empregá-los com o propósito de falar. Mas, para meu desânimo, descobri que falhava muito mais vezes do que acertava. Quanto mais tentativas fazia, mais desconcertante ficava a situação, pois eu, com certeza, estava tentando inibir minha resposta habitual ao estímulo de falar e com certeza havia dado as novas orientações muitas vezes. Pelo menos era isso que pretendera fazer e acreditava ter feito; por isso, a meu ver, deveria ser capaz de empregar os novos "meios pelos quais" e de conquistar meus objetivos com algum grau de segurança. Mas o fato é que eu falhava na maioria das vezes, e nada me restava a não ser voltar atrás e reconsiderar minhas premissas.

Essa reconsideração mostrou-me com mais clareza que nunca que as ocasiões em que falhava eram aquelas em que era incapaz de prevenir a predominância de meu uso habitual e errado, quando tentava empregar os novos "meios pelos quais" com o fim de conquistar meu objetivo e falar. Vi também (e isso tinha importância capital) que, apesar de todo o meu trabalho preliminar, a direção instintiva associada ao meu uso habitual ainda dominava a direção racional e consciente. No entanto, eu tinha tanta certeza de que os novos meios que escolhera eram acertados para a minha finalidade que resolvi procurar em outros lugares a causa dos resultados insatisfatórios. Com o tempo, comecei a desconfiar de que meus fracassos talvez fossem decorrentes de alguma deficiência minha e de que outra pessoa poderia ser capaz de fazer, com

---

8. A expressão "todas juntas, uma após a outra" representa a ideia de atividade combinada que desejo transmitir aqui.

"meios pelos quais" satisfatórios, coisas de que eu era incapaz. Procurei por todos os lados quaisquer outras possíveis causas para a falha e, depois de longo período de investigação, cheguei à conclusão de que era necessário buscar alguma prova concreta que me mostrasse se, no momento crucial de tentar conquistar meu objetivo e falar, eu continuava realmente lançando as orientações na sequência adequada ao emprego do uso novo e mais satisfatório, como acreditava estar, ou se estava voltando à direção instintiva e errada do uso habitual responsável pelo meu problema de garganta. Através da experimentação cuidadosa descobri que dava as orientações para o novo uso na sequência correta até o ponto em que tentava conquistar meu objetivo e falar. Contudo, no momento crucial, quando a persistência teria produzido o sucesso, eu voltava à direção errada e, consequentemente, ao uso habitual e errado. Essa era a prova concreta de que, além de não continuar dando as orientações para o novo uso, como acreditava estar fazendo, minha reação ao estímulo de falar ainda era a reação instintiva do uso habitual. Evidentemente, "sentir" ou acreditar que havia inibido a velha reação instintiva não era prova de que realmente o fizera; eu devia encontrar alguma forma de "conhecimento".

Eu já havia observado que, nas ocasiões em que falhava, a direção instintiva e errada que estava associada ao uso habitual sempre dominava a direção racional para chegar ao novo uso e fui vendo, gradualmente, que não podia ser de outro modo. Desde o início do crescimento e do desenvolvimento do homem, a única forma de direção do uso de si mesmo por ele vivenciada foi a instintiva, que poderia, nesse sentido, ser chamada de herança da espécie. Seria então de estranhar que, no meu caso, a influência dessa direção instintiva herdada, associada ao uso habitual, houvesse tornado vãos quase todos os esforços para empregar uma direção consciente e racional para chegar a um uso novo, especialmente quando o uso de mim mesmo associado à direção instintiva se tornara tão familiar que passara a ser parte integrante de mim e por isso *dava-me a sensação de ser certo e natural?* Ao tentar empregar uma direção consciente e racional para realizar o novo uso, eu estava combatendo em mim mesmo, não só a tendência da espécie, que, em momentos cruciais, nos faz regredir à direção instintiva e, portanto, ao uso bem conhecido de nós mesmos, ao uso que parece certo, mas também uma inexperiência da espécie na projeção de orientações conscientes e, em especial, orientações conscientes em sequência.

Como o leitor sabe, eu percebera muito antes que não devia confiar na percepção para dirigir meu uso, mas nunca me dera conta por inteiro do que isso significava – a experiência sensorial associada ao novo uso seria tão estranha e, por conseguinte, "daria a sensação" de ser tão antinatural e errada que eu, como qualquer outra pessoa, com meu hábito entranhado de julgar se as experiências de uso eram "certas" ou "erradas" conforme a *sensação* por elas produzidas, inevitavelmente não conseguiria empregar o novo uso. Obviamente, qualquer novo uso deve transmitir sensações diferentes das do antigo, e, se o antigo parecia certo, o novo só pode parecer errado. Assim, tinha de admitir que, em todas as tentativas dos últimos meses, eu procurara empregar um novo uso de mim mesmo que só poderia parecer errado, e, ao mesmo tempo, guiara-me pela sensação do que me parecia certo para saber se eu estava empregando ou não o novo uso. Isso significa que todos os meus esforços até então se haviam resumido a tentar dirigir racionalmente o meu uso no momento de falar, ao mesmo tempo que colocava em ação o uso habitual e, portanto, voltava à direção instintiva e errada. Não é de admirar que essa tentativa tivesse sido vã!

Diante disso, percebi que, para obter as mudanças desejadas no uso, eu tinha de dominar esses processos, dirigindo meu uso para uma nova experiência, qual seja, a de ser dominado pela razão e não pelas sensações, principalmente no momento crítico em que a projeção de orientações se fundia com o "fazer" para conquistar o objetivo que pretendia. Isso significava que devia estar preparado para levar avante qualquer procedimento que, racionalmente, escolhesse como o melhor para minha finalidade, mesmo que ele pudesse *ser sentido como errado*. Em outras palavras, a certeza de que meus processos racionais me levariam com segurança ao meu "objetivo" devia ser genuína, e não uma meia confiança que precisasse da garantia da *sensação de acerto*. Eu devia, a todo custo, elaborar algum plano para me certificar da *inibição* da reação instintiva ao estímulo de conquistar meu objetivo quando eu projetasse em sequência as orientações para o emprego do novo uso no momento crucial de conquistar esse objetivo.

Depois de muitas tentativas para resolver esse problema e de adquirir uma experiência comprovadamente valiosa e interessante para mim, finalmente adotei o seguinte plano[9].

Supondo que o "objetivo" pelo qual decidira trabalhar fosse proferir determinada frase, eu começaria da mesma maneira de antes e:

(1) inibiria qualquer resposta imediata ao estímulo de proferir a frase;
(2) projetaria, em sequência, as orientações para o controle primordial que eu escolhera racionalmente como as melhores para a minha finalidade de produzir um uso novo e melhor de mim mesmo ao falar, e
(3) continuaria projetando essas orientações até que acreditasse estar versado nelas o suficiente para

---

9. Este plano, embora teoricamente simples, mostrou-se de difícil aplicação prática para a maioria dos alunos.

empregá-las com a finalidade de conquistar meu objetivo e proferir a frase.

Nesse momento, que sempre se revelara crucial para mim, pois era quando eu tendia a retomar o uso habitual, eu mudaria meu procedimento usual e:

(4) *enquanto ainda continuasse a projetar as orientações para o novo uso,* eu pararia e, conscientemente, reconsideraria minha primeira decisão e perguntaria: "Devo afinal prosseguir para conquistar o objetivo que decidi alcançar e proferir a frase? Ou não devo? Ou devo prosseguir e conquistar algum outro objetivo?" – *e, sem mais demora, tomaria uma nova decisão:*

(5) não conquistar meu objetivo original, caso em que *continuaria a projetar as orientações para a manutenção do novo uso* e não proferir a frase;

ou

mudar meu objetivo e fazer algo diferente, como, digamos, levantar a mão em vez de proferir a frase, caso em que *continuaria projetando as orientações para manter* o *novo uso,* realizar esta última decisão e levantar a mão;

ou

prosseguir e conquistar meu objetivo original, caso em que *continuaria a projetar as orientações para manter* o *novo uso* e proferir a frase.

Como se verá, segundo este novo plano, a mudança do procedimento ocorria no momento crucial, quando ao procurar conquistar meu objetivo, eu retornava à direção instintiva e errada e ao uso habitual incorreto. Raciocinei que, se parasse naquele momento e, *sem deixar de projetar as orientações para o novo uso,* decidisse novamente em que objetivo o novo uso deveria ser empregado, eu estaria, com esse procedimento, submetendo meus processos instintivos de direção a uma experiência contrária a qualquer outra na qual eles tivessem sido exercitados até então. Até aquele momento, o estímulo de uma decisão para conquistar certo objetivo sempre resultara na mesma atividade habitual, que implicava a projeção das instruções instintivas de uso habitualmente empregadas para a conquista daquele objetivo. Pelo novo procedimento, *contanto que as orientações racionais para a instauração das novas condições de uso fossem conscientemente mantidas,* a decisão de conquistar determinado objetivo resultaria em uma atividade diferente da habitual, pois a antiga atividade podia ser controlada apenas para a obtenção de determinado objetivo, ao passo que a nova atividade poderia ser controlada para a conquista de qualquer objetivo conscientemente desejado.

Eu ressaltaria que esse procedimento é contrário não só a todos aqueles procedimentos em que foi exercitada a nossa direção instintiva individual, mas também àqueles em que foram exercitados os processos instintivos do homem durante toda a sua experiência evolutiva.

Quando passei a trabalhar segundo o novo plano, descobri que esse raciocínio era corroborado pela experiência. Pois, na maioria dos casos, ao decidir manter minhas novas condições de uso para conquistar algum objetivo que não aquele pelo qual me decidira primeiramente, ou para simplesmente recusar-me a conquistar esse objetivo original, eu finalmente obtive a prova concreta que estava procurando, ou seja, de que minha resposta instintiva ao estímulo de conquistar meu objetivo original não só era inibida no começo, *mas permanecia inibida o tempo todo, enquanto minhas orientações para o novo uso estavam sendo projetadas.* E a experiência que obtive na manutenção da nova modalidade de uso enquanto prosseguia até conquistar algum outro objetivo ou me recusava a conquistar meu objetivo original ajudou-me a manter o novo uso das ocasiões em que decidia, no momento crucial, prosseguir até conquistar o objetivo original e proferir a frase. Essa era mais uma prova de que eu estava me tornando capaz de derrotar qualquer influência do uso habitual e errado ao falar, que tivera como estímulo a decisão original de "proferir a frase", além de confirmar que minha direção consciente e racional estava finalmente dominando a direção irracional e instintiva associada ao uso habitual e insatisfatório de mim mesmo.

Depois de ter trabalhado segundo esse plano por um bom período, fiquei livre da tendência de retomar o uso incorreto e habitual na declamação, e o efeito acentuado que isso produziu no meu funcionamento convenceu-me de que eu finalmente estava no caminho certo, pois, uma vez livre dessa tendência, libertei-me também do problema vocal e de garganta e das dificuldades respiratórias e nasais que me assediavam desde o nascimento.

2
Uso e funcionamento em relação à reação

O leitor que revir as experiências que tentei registrar no capítulo anterior observará que, em certo ponto de minha investigação, dei-me conta de que minha reação a determinado estímulo frequentemente era o oposto da reação desejada e que, ao buscar a causa disso, descobri que a apreciação sensorial (sensações) do uso de meus mecanismos era tão enganosa que me levava a reagir por meio de um uso de mim mesmo que me *dava a sensação de estar certo,* mas que, na realidade, era, com demasiada frequência, errado para minha finalidade.

Chamo a atenção para esse ponto porque durante os muitos anos em que estive empenhado em ensinar os meus alunos a melhorar e controlar o uso de si mesmos, descobri que a apreciação sensorial enganosa está presente em vários graus e em todos eles, exercendo, como em meu próprio caso, uma influência nociva sobre o seu uso e o seu funcionamento e, consequentemente, sobre a modalidade de reação aos estímulos. Toda a experiência me convence realmente de que o predomínio da imprecisão sensorial é de importância capital no que diz respeito ao problema do controle das reações humanas.

Outro aspecto importante no contexto do controle das reações humanas é que, através de minha descoberta do controle primordial, fui capaz de produzir uma melhora na apreciação sensorial do uso de meus mecanismos, que foi acompanhada por uma melhora no funcionamento de todo o meu organismo. Na época em que atingi o estágio de consolidação da nova modalidade de uso através do emprego consciente desse controle primordial, tornei-me capaz de, ao receber o estímulo de usar a voz para declamar, inibir a direção errada e instintiva que levava ao uso antigo e nocivo da cabeça, do pescoço e do aparelho fonador e, portanto, à rouquidão, e de substituí-la por uma direção consciente que levava a um novo uso da cabeça, do pescoço e das cordas vocais que não provocava a rouquidão.

Isto significava que o estímulo para o uso da minha voz deixou de pôr em ação a antiga atividade reflexa de inclinar a cabeça para trás e para baixo, que produzia uma redução da estatura e constituía minha reação habitual e prejudicial a esse estímulo, mas, ao contrário, passou a acionar a nova atividade reflexa de manter a cabeça dirigida para a frente e para cima para alongar a estatura, que, por seus resultados, mostrou ser uma reação satisfatória a esse estímulo.

O fato de me tornar capaz, através do emprego do controle primordial, de melhorar a reação ao estímulo para o uso da voz a tal ponto que a atividade vocal não redundava em rouquidão é a prova de que, logo no início de minhas experiências, eu encontrara um meio prático de "condicionar" a minha atividade reflexa habitual que era consequência natural do procedimento adotado, já que a nova atividade reflexa que surgira *no processo* estava associada a condições gerais novas e melhores de uso e funcionamento[1].

---

1. Neste contexto, pode ter interesse este trecho de um trabalho lido pelo dr. A. Murdoch, de Bexhill-on-Sea, no Instituto St. Andrews (James Mackenzie), em 6 de março de 1928: "Alexander criou a teoria em que baseou sua prática a

Realmente, os resultados obtidos com a adoção do procedimento descrito nas páginas 38-41 comprovam que a atividade reflexa prejudicial produzida pela direção errada do uso pode ser mantida conscientemente sob controle, mesmo em face da excitação acarretada pela execução do procedimento[2].

Mais que isso, minha experiência mostrou que, nos casos em que o conhecimento da forma de dirigir o controle primordial levou a uma mudança para melhor na modalidade de uso dos mecanismos de todo o organismo, é possível deixar, com segurança, que os resultados desse "condicionamento" tomem sua própria forma. Como escreve o professor John Dewey: "A ciência é, afinal, uma questão de aperfeiçoamento de habilidades na condução da pesquisa ... não 'algo acabado e absoluto em si mesmo', mas o resultado de certa técnica."[3]

Portanto, tendo em vista que é possível produzir um controle consciente de minha reação através de uma mudança na direção de meu uso, o leitor compreenderá por que, em minha opinião, *a substituição da direção instintiva pela consciente na mudança do uso* é de importância primordial e por que acredito que o conhecimento dos meios pelos quais essa mudança pode ser ocasionada teria um valor inestimável em todo o trabalho educacional.

As experiências que vivi ao lidar com minhas próprias dificuldades revelaram-se da maior importância quando

---

partir da observação dos movimentos do corpo como um todo e utilizou, com raro discernimento, os reflexos involuntários associados que estavam perdidos ou não eram usados e, recriando-os, transformando-os em novos reflexos condicionados, assentou os fundamentos de uma nova concepção de doença, diagnóstico e tratamento."

2. De acordo com esse procedimento, o indivíduo começa por projetar conscientemente as orientações para os "meios pelos quais" ele conquistará determinado objetivo e, no momento crucial de prosseguir na conquista desse objetivo, decide se empregará esses "meios pelos quais" para conquistar o objetivo original ou algum outro.

3. *Experience and Nature* (Open Court Publishing Co., 1926).

lidei, na prática, com as dificuldades e necessidades de meus alunos. Antes de tudo, aprendi com elas que eu não poderia capacitar meus alunos a controlar o funcionamento de seus órgãos, sistemas ou reflexos *diretamente*, mas que, ensinando-os a empregar conscientemente o controle primordial de seu uso, eu poderia ensiná-los a dominar os "meios pelos quais" que lhes possibilitariam controlar o seu funcionamento geral *indiretamente*. A adoção desse princípio no emprego de minha técnica foi totalmente justificada pela experiência, e até agora não tenho motivo para abandoná-lo. De fato, minha experiência ininterrupta me convence de que, a menos que a formação de uma direção consciente de uso, em associação com a melhora do padrão de apreciação sensorial desse uso, se torne a principal preocupação de todos os que, em esferas diferentes, tratem do problema do controle das reações humanas, provavelmente não seremos capazes de desenvolver um método para abordar o problema do controle do comportamento consciente ou, como às vezes é chamado, "condicionado".

Em qualquer discussão sobre as reações humanas, podem ser tomados como premissas alguns fatos bem conhecidos sobre a natureza da atividade humana.

A atividade humana é primordialmente um processo de reação incessante a estímulos recebidos de dentro ou de fora do próprio indivíduo. A primeira respiração de um recém-nascido é uma reação a um estímulo do centro respiratório, e a criança continua a ser um organismo vivo apenas enquanto for capaz de receber estímulos e reagir a eles. Nenhum ser humano pode receber estímulos a não ser através dos mecanismos sensoriais e, supondo-se que fosse possível impedir que esses mecanismos sensoriais recebessem estímulos, nenhuma reação seria possível e, portanto, nenhuma outra atividade. A própria vida cessaria.

Uma vez admitido que cada ato é uma reação a um estímulo recebido através dos mecanismos sensoriais, nenhum ato poderá ser definido como inteiramente "mental" ou inteiramente "físico". O máximo que se pode dizer é que em alguns atos predomina o aspecto "mental" e em outros, o "físico". Por exemplo, tomemos o ato de levantar o braço, que muitos definiriam, irrefletidamente, como "físico". Se pensarmos no que acontece entre a recepção do estímulo para levantar o braço e a realização desse ato, veremos que tem lugar uma atividade concertada que põe em ação não só os processos que a maioria das pessoas está acostumada a considerar "físicos", mas também os processos considerados "mentais". O resultado da recepção do estímulo para levantar o braço é, como sabemos, uma concepção "mental" do ato de levantar o braço, sendo essa concepção seguida por outro processo chamado "mental", o de dar ou negar consentimento para a reação ao estímulo. Se o consentimento for negado, a reação que resultaria no ato de levantar o braço será inibida, e o braço não será levantado. Se esse consentimento for dado, a direção dos mecanismos necessários ao ato de levantar o braço passará a ser operante e serão emitidas mensagens que ocasionarão a contração de certos grupos de músculos e o relaxamento de outros, e o braço será levantado.

Mas, a propósito, é importantíssimo lembrar que, na maioria das pessoas, a direção do uso de si mesmas é habitual e instintiva, de tal forma que, uma vez dado o consentimento de reagir ao estímulo para realizar certo ato, elas o realizam, como dizemos, "instintivamente", ou seja, sem nenhuma concepção racional da direção de uso dos mecanismos necessária para a sua realização satisfatória.

Infelizmente, com o predomínio cada vez maior de uma apreciação sensorial enganosa[4], essa direção instintiva de uso tende, com o passar do tempo, a se tornar

---

4. Este é um fato que veio à luz em minhas investigações (ver capítulo 1, p. 27) e pode ser demonstrado.

cada vez mais errada e a produzir efeitos nocivos, como ficou provado em meu caso, sobre o funcionamento e, consequentemente, sobre as reações resultantes.

Essas reações insatisfatórias manifestam-se na forma de sintomas de defeitos, de deficiências "mentais" ou "morais", de distúrbios e doenças, e sua presença pode, portanto, ser considerada uma indicação da presença concomitante de erro no uso e no funcionamento[5] de todo o organismo. Minha experiência com casos que exibiam quaisquer desses "sintomas" mostrou-me que, sempre que se produz uma direção nova e satisfatória do uso dos mecanismos que leve à melhora do funcionamento, esses sintomas tendem a desaparecer gradualmente durante o processo e a serem substituídos por sintomas de saúde e bem-estar, ou reações satisfatórias. Por esta razão, afirmo que a necessidade primordial, ao se lidar com todos os sintomas específicos, é prevenir o erro de direção que leva ao erro no uso e no funcionamento e implantar, em seu lugar, uma direção nova e satisfatória como meio de produzir melhora no uso e no funcionamento de todo o organismo.

Esse procedimento indireto é fiel ao princípio de indivisibilidade da unidade do organismo humano e, onde houver compreensão dos meios pelos quais o uso desses mecanismos pode ser dirigido na prática como atividade harmoniosa, no sentido que tentamos definir, o princípio de unidade funcionará. Mas há o reverso da moeda. É da natureza da unidade que qualquer mudança em uma das partes implique uma mudança no todo, e as partes do

---

5. Quero deixar claro que, sempre que usar a expressão "uso e funcionamento" em relação ao organismo humano, não me estarei referindo à atividade mecânica como tal, mas estarei abarcando nessa expressão todas as manifestações de atividade humana implicadas no que designamos concepção ou compreensão, consentimento ou recusa, pensamento, raciocínio, direção, etc. Pois a manifestação de tais atividades não pode ser dissociada do uso dos mecanismos e do funcionamento associado do organismo.

corpo humano encontram-se tão intimamente interligados em uma só unidade que qualquer tentativa de realizar uma mudança fundamental no funcionamento de uma delas está fadada a alterar o uso e o ajuste do todo. Isto significa que, nos casos em que for defeituoso o uso conjunto dos mecanismos do organismo, qualquer tentativa de erradicar o defeito por meios que não sejam a mudança e a melhora desse uso imperfeito como um todo está fadada a causar desequilíbrio em algum outro lugar[6].

Esse perigo raramente é identificado pelos que têm de diagnosticar e tratar casos de enfermidade ou incapacidade, mas estou preparado para demonstrar que *no processo* de "cura" de um sintoma por um tratamento específico, muito embora este seja aparentemente bem-sucedido, são produzidos, em outras partes do organismo, outros defeitos menos facilmente identificados, muitas vezes mais nocivos. É a velha história dos sete demônios[7].

Os resultados de meu trabalho pedagógico mostraram-me que nenhum diagnóstico pode ser completo se não se basear no princípio da unidade funcional dos mecanismos do organismo, que implica uma estreita conexão entre a modalidade de uso desses mecanismos e o padrão de funcionamento em todo o organismo.

A seguir, apresentarei vários casos ilustrativos, para mostrar como especialistas em esferas de atividade muito

---

6. Ver o capítulo 4, pp. 67-8.

7. A propósito, é muito interessante o que *Sir* E. Holderness, o conhecido especialista em golfe, escreveu no *Evening Standard,* em 17 de março de 1928:

"Eis aqui o que aconteceu com um amigo. Seu problema crônico eram as bolas enviesadas para a direita, e ele, desesperado, procurou um jogador profissional, que lhe ofereceu uma cura fácil, fazendo-o pôr a mão esquerda no topo do taco e a direita mais abaixo. Em seguida, disse-lhe que batesse com confiança. Parecia milagre, mas o fato é que o problema desapareceu e durante uma tarde ele jogou divinamente. Mas, onde havia um demônio, vieram sete piores tomar seu lugar, e durante semanas e meses ele sofreu a agonia de dar tacadas rasteiras e enviesadas para a esquerda. No fim, ele estava pior que no começo."

diferentes deixam de identificar esse princípio ao lidarem com as pessoas que os procuram para corrigir algum defeito ou incapacidade, e como isso conduz a um diagnóstico incompleto, limitando seriamente o campo de ação da pessoa consultada, seja qual for a sua linha.

O julgamento justo de qualquer procedimento só pode ser feito pelo exame do princípio em que ele se fundamenta. Sempre que esse princípio for falso, o procedimento não produzirá resultados. Portanto, quero que os procedimentos práticos que a seguir exponho sejam julgados pelo princípio a eles subjacente.

3
O golfista que não consegue manter o olhar na bola

Suponhamos que um jogador de golfe não tenha êxito nesse esporte e consulte um jogador profissional para melhorar seu desempenho. Depois de observar seu jogo, o profissional lhe diz, entre outras coisas, que ele está deixando de olhar para a bola e convence-o de que, se quiser melhorar a tacada, *deve* manter o olhar na bola. O golfista começa a jogar com a firme determinação de obedecer ao seu instrutor, mas descobre que, apesar de todos os seus esforços, continua desviando o olhar da bola.

Há vários aspectos desta situação que poderiam ser discutidos, mas, neste capítulo, quero restringir minhas considerações ao princípio subjacente não só ao diagnóstico e às instruções do professor, mas também ao procedimento do aluno, quando este decide executar essas instruções.

De imediato, insinuam-se certas perguntas.

Em primeiro lugar, por que o jogador desvia o olhar da bola quando, segundo os especialistas, não deveria fazer isso?

Por que ele *continua* desviando o olhar da bola depois de decidir mantê-lo *na* bola? Por que a "vontade de fazer" falha no momento crucial?

Qual é esse estímulo que constitui uma tentação aparentemente irresistível de desviar o olhar da bola, apesar do desejo de obedecer às instruções e da "vontade de fazer"?

Para responder a essas perguntas, precisamos considerar as suas interligações, pois as respostas estão tão intimamente relacionadas quanto as próprias perguntas.

Tomemos a primeira pergunta.

Quando começa a dar a tacada, o golfista emprega nesse ato o mesmo uso habitual dos mecanismos que emprega em todas as suas atividades e, como os mecanismos relacionados com controle dos olhos não funcionam do modo que ele deseja no desempenho de uma técnica essencial de golfe, "manter o olhar na bola", temos razões para concluir que o seu uso habitual está mal dirigido. Este fato é admitido na prática pelo instrutor, quando este atribui a insuficiência do aluno à sua incapacidade de manter o olhar na bola[1].

Quanto ao porquê de ele continuar desviando o olhar da bola, apesar da intenção de seguir as instruções dadas e de sua "vontade de fazer", a resposta é que, em tudo o que faz, ele é um "conquistador de objetivos" inveterado. Seu hábito é trabalhar diretamente pelos objetivos segundo o esquema de "tentativa e erro", sem dar a devida atenção aos meios pelos quais esses objetivos devem ser conquistados. No caso presente, não pode haver dúvida de que o objetivo em vista é dar uma boa tacada, o que significa que, no momento em que começa a jogar, ele começa a trabalhar diretamente por esse objetivo, sem considerar qual seria a melhor modalidade de uso dos seus mecanismos gerais para dar uma boa tacada. O resultado é

---

1. Evidentemente, admito que o uso errado de outras partes do corpo poderia estar exercendo uma influência mais direta sobre o problema do golfista, mas, para fins de ilustração, escolhi o uso errado dos olhos, já que os especialistas são unânimes em dizer (tão unânimes quanto costumam ser os especialistas) que não manter o olhar na bola é um dos obstáculos mais comuns e persistentes a uma boa tacada.

que ele dá a tacada de acordo com o uso habitual e, como esse uso está mal dirigido e inclui o uso errado dos olhos, ele desvia o olhar da bola e joga mal. Fica claro que, enquanto estiver dominado pelo hábito de conquistar objetivos, ele reagirá ao estímulo de "dar uma boa tacada" através do mesmo uso mal dirigido de si mesmo e continuará a desviar o olhar da bola.

Esse processo se repete toda vez que ele tenta dar uma boa tacada, e, consequentemente, o número de insucessos é muito maior que o de sucessos, e, como sempre acontece quando as pessoas descobrem que erram mais vezes do que acertam, ele fica mais ou menos perturbado emocionalmente[2], sem saber por quê. E, quanto mais se achar incapaz de executar as instruções com o mínimo de certeza necessário para conseguir algum prazer no jogo, pior se torna o seu estado emocional. O efeito imediato é que ele tenta mais arduamente, mais que nunca, dar uma boa tacada, incide no antigo uso errado de seus mecanismos e novamente desvia o olhar da bola.

Ora, seria de supor que a repetição da experiência de insucesso, por si só, fosse suficiente para levá-lo a trabalhar segundo um princípio diferente, mas minha experiência pedagógica serve para mostrar que, nesse aspecto, o método do jogador de golfe não é em absoluto diferente do de outras pessoas que se usam erradamente e que tentam, sem sucesso, corrigir um defeito. Por mais estranho que possa parecer, observei que o aluno que se usa erradamente continuará a fazê-lo em todas as suas atividades, mesmo depois que o erro lhe tenha sido apontado e que ele tenha aprendido, por experiência, que a persistência nesse erro é a causa de seu fracasso.

---

2. O esforço sem sucesso em qualquer esfera de atividade tende a produzir perturbação emocional, o que não contribui para a recreação sadia. Só por esse motivo, o golfista cujos esforços para executar as instruções do professor são geralmente infrutíferos deveria reconsiderar seu plano de ação.

Essa evidente anomalia pode ser explicada e, ao fazê-lo, espero mostrar não só o que está por trás da dificuldade do jogador de golfe, mas também por trás da dificuldade vivida por muitas pessoas quando, com a maior "vontade" do mundo, descobrem que são incapazes de corrigir algo que sabem estar errado em si mesmas.

O uso habitual dos mecanismos que o jogador emprega em todas as suas atividades, inclusive o golfe, sempre foi acompanhado por certas experiências sensoriais (sensações) que, devido à associação que mantiveram durante toda a vida com esse uso habitual, tornaram-se familiares. Além disso, justamente por causa dessa familiaridade, elas passaram a *"dar a sensação de estarem certas"* e por isso ele se sente satisfeito repetindo-as. Quando, portanto, tenta "dar uma boa tacada", ele emprega no ato de brandir o taco o uso habitual errado, que inclui o ato de desviar o olhar da bola, uma vez que as experiências sensoriais associadas a esse uso são familiares e "dão a sensação de estarem certas".

Por outro lado, o uso dos mecanismos que implicaria manter o olhar *na* bola durante o ato de dar a tacada seria inteiramente contrário ao habitual e estaria associado a *experiências sensoriais que, por não serem familiares, "dariam a sensação de estarem erradas"*; pode-se, portanto, dizer que ele não recebe estímulo sensorial nesse sentido. Qualquer estímulo sensorial que ele receba é no sentido de repetir as experiências sensoriais bem conhecidas que acompanham o uso errado, e isso se impõe a qualquer estímulo chamado "mental", oriundo de sua "vontade de fazer". Em outras palavras, o fascínio do conhecido é forte demais para ele e mantém-no amarrado ao uso habitual *que lhe transmite a sensação de estar certo.*

Isto não é surpreendente, visto que o desejo que o jogador tem de empregar o uso habitual a todo custo para conquistar o seu objetivo, em virtude das experiências sensoriais conhecidas que o acompanham, é um desejo instintivo que a humanidade herdou e continuou a desenvolver ao longo das eras. *O desejo de conquistar um objetivo por meios que pareçam corretos* é, portanto, o seu desejo primordial e, comparado a ele, o desejo de dar uma boa tacada é novo e incipiente, exercendo apenas influência secundária. Isso é provado pelo fato de que, embora ele comece com o desejo de dar uma boa tacada, o desejo de repetir experiências sensoriais "que dão a sensação de estarem certas" atua como estímulo para que ele use a si mesmo da forma habitual, que está associada a essas experiências, embora seja exatamente essa modalidade de uso que o impeça de satisfazer o desejo mais recente de dar uma boa tacada.

O desejo de executar as instruções do professor (manter o olhar na bola) é ainda mais novo e, consequentemente, carece de intensidade, se comparado aos outros dois. Ademais, tem ainda menos possibilidade de ser cumprido, em primeiro lugar porque o estímulo que lhe dá origem não vem de dentro, como os outros, mas de fora, ou seja, do professor, e em segundo lugar porque a instrução é formulada com o fito de corrigir algo errado no uso do aluno, ou seja, no uso dos olhos, e por isso está fadada a entrar imediatamente em conflito com o desejo que este tem de empregar o uso habitual e errado que, como acabamos de explicar, é a influência dominante em tudo o que ele tenta fazer. O conflito entre esses dois desejos, portanto, só pode ser desigual, e o desejo de executar as instruções do professor vai por água abaixo[3].

---

3. Deve-se lembrar que, quanto maior o desejo de obedecer ao professor, maior será o incentivo para aumentar a intensidade dos esforços, e é quase certo que, na tentativa de traduzir desejo em ação, ele aumente automaticamente a já excessiva tensão muscular habitualmente empregada nesse ato, diminuindo, assim, ainda mais as suas chances de dar uma boa tacada. Cf. p. 58, nota 5.

É a influência dominante do desejo de conquistar os objetivos por meios de uso que *parecem certos*, mas que de fato estão errados para aquela finalidade, que explica não só por que ele *continua* desviando o olhar da bola e jogando mal, mas também por que, apesar da repetição do fracasso, não desiste de "conquistar o objetivo" e começa a trabalhar de modo diferente.

Agora que vimos o princípio errado subjacente aos esforços do jogador de golfe para obedecer às instruções do professor, passaremos a examinar o princípio no qual se baseiam essas instruções.

A instrução para que o aluno "mantenha o olhar na bola" mostra que o professor percebe que os mecanismos referentes ao controle dos olhos do aluno não funcionam como deveriam. Contudo, ao opor-se a essa dificuldade simplesmente dizendo ao aluno que "mantenha o olhar na bola", ele também mostra que não percebe a conexão entre o funcionamento errado dos olhos e a direção errada do uso dos mecanismos de todo o organismo. Isso significa que, no diagnóstico e no tratamento, ele não está considerando o organismo do aluno como uma unidade funcional em que o funcionamento de qualquer uma das partes é afetado pelo do todo. Nesse aspecto, portanto, pode-se dizer que seu diagnóstico é incompleto e que a sua utilidade como conselheiro do aluno é limitada.

Encontram-se, por todos os lado, indícios de direção errada de uso nas atividades humanas, e nosso interesse pelo problema do jogador de golfe deve-se ao fato de se tratar de uma dificuldade não restrita ao golfe, mas vivida por todos os que tentam, sem sucesso, corrigir defeitos que os embaraçam em suas várias atividades, ou realizar satisfatoriamente determinado ato.

A direção errada do uso é encontrada na pessoa que toma de uma caneta para escrever e de imediato enrijece os dedos excessivamente, fazendo, com o braço, movimentos que deveriam ser feitos pelos dedos e até mesmo contorções faciais; no ginasta que associa à execução de certos movimentos de braços ou pernas, ou de ambos, a depressão prejudicial e desnecessária da laringe e uma tensão excessiva da musculatura do tórax; na pessoa que, ao ler, cantar ou falar, "sorve" o ar pela boca no início de cada frase, embora, ordinariamente, ao andar ou ficar parada, respire pelas narinas; no atleta, amador ou profissional que, sempre que faz um esforço especial, aplica tensão excessiva aos músculos do pescoço e inclina excessivamente a cabeça para trás.

Em todos esses casos, que poderiam se multiplicar indefinidamente, descobrir-se-á que o uso dos mecanismos referentes ao movimento necessário muitas vezes está longe demais daquele que se prestaria melhor à finalidade.

Tudo isso serve para mostrar que, em todas as formas de atividade, o uso dos mecanismos que é posto em ação será satisfatório ou não à medida que o for a nossa direção de uso. Quando esta é satisfatória, está garantido um uso satisfatório dos mecanismos do organismo como unidade funcional, o que implica um uso satisfatório das diferentes partes, como braços, pulsos, mãos, pernas, pés e olhos. Segue-se que, quando a direção é errada, esse uso satisfatório dos mecanismos não está sob nosso comando. Essa é exatamente a posição do golfista que não consegue manter o olhar na bola quando deseja.

Vejamos agora como a dificuldade do jogador de golfe seria tratada por um professor partidário da tese da unidade do organismo e que, por isso, baseasse sua prática de ensino naquilo que denomino princípio dos "meios pelos quais", ou seja, o princípio que defende a consideração racional das causas das condições presentes e o procedimento indireto da pessoa que esteja lutando para conquistar o objetivo desejado[4].

---

4. Compare com *Constructive Conscious Control of the Individual,* nota da p. 10.

Primeiro ele diagnosticaria que a incapacidade do golfista de dar um boa tacada era decorrente de um erro de direção no uso habitual dos mecanismos, e não, primordialmente, de qualquer defeito específico, tal como a incapacidade de manter o olhar na bola. Perceberia que esta incapacidade era simplesmente um sintoma da direção errada e que não poderia ser considerada, por mais que se forçasse a imaginação, a causa da impossibilidade de dar uma boa tacada. Observaria que, assim que o aluno começava a preparar a tacada, punha em jogo o mesmo uso errado que empregava habitualmente em todas as atividades e que, assim, ele mesmo produzia exatamente o que queria evitar, ou seja, desviar o olhar da bola. Veria que a dificuldade desse aluno era, em grande parte, causada pelo seu próprio "fazer errado".

O professor que fizesse o diagnóstico segundo esses critérios entenderia que a dificuldade não poderia ser enfrentada com qualquer instrução específica, tal como dizer ao aluno que mantivesse o olhar na bola, pois perceberia que qualquer "poder da vontade" exercido por um aluno cujo uso de si mesmo estivesse mal dirigido seria exercido na direção errada[5], de tal forma que, quanto mais este tentasse executar tal instrução e quanto mais "desejasse" ser bem-sucedido, mais o uso seria mal dirigido e

---

5. Há não muito tempo um professor trouxe uma amiga para observar uma aula dada a uma de suas alunas em cujo progresso estavam ambos interessados, devido aos seus talentos. "Você não deveria ter dificuldades com essa aluna", disse ele, "pois ela está disposta e ansiosa para ajudá-lo." "Sim", respondi, "essa é uma das pragas do 'querer fazer'." Ao ouvir isso, sua companheira ergueu as mãos horrorizada e exclamou: "Certamente, mesmo estando errado, é melhor exercer a 'vontade de fazer' do que não a exercer." Isso me deu oportunidade de mostrar que o "algo errado" significava a presença, em algum lugar, de uma direção errada e que o que ela realmente estava defendendo era que a adição do estímulo da "vontade de fazer" seria benéfica, muito embora isso implicasse um aumento na emissão de energia na direção errada. Não é o grau do "querer" ou do "tentar", mas a maneira como a energia é dirigida que tornará eficaz o "querer" ou o "tentar".

maior seria a probabilidade de ele desviar o olhar da bola. A partir disso, o professor concluiria que deveria encontrar algum modo de ensinar o aluno a parar de dirigir mal o seu uso e, ao observar que o erro de direção tinha início no momento em que o aluno tentava conquistar o objetivo de dar uma boa tacada, evidentemente o seu primeiro passo seria conseguir que o aluno parasse de "tentar dar uma boa tacada". Explicaria que qualquer reação imediata ao estímulo de dar uma boa tacada sempre ocorreria através do uso habitual errado, mas que, se ele prevenisse essa reação imediata, estaria, ao mesmo tempo, prevenindo o erro de direção do uso que a acompanhava e que era o obstáculo à conquista de seu objetivo. Convencê-lo-ia de que, dentre todas as atividades que propiciam uma boa tacada, *esse ato de prevenção era a atividade primordial*, já que, pela inibição do uso habitual e mal dirigido, o caminho ficaria livre para que o professor criasse no aluno essa nova direção de uso de seus mecanismos, que constituiria os meios pelos quais ele, com o tempo, seria capaz de manter o olhar na bola e assim dar uma boa tacada.

Ora, se quisermos entender o princípio dos "meios pelos quais" em que se baseará o método do professor partidário do conceito de unidade funcional do organismo humano, teremos de admitir que a consecução de qualquer objetivo desejado, ou a realização de qualquer ato, como dar uma tacada no golfe, implica a projeção e a realização de uma série interligada de atos preliminares através dos mecanismos do organismo e que, por conseguinte, se quisermos que o uso desses mecanismos seja dirigido de forma que redunde na consecução satisfatória do objetivo desejado, as orientações para esse uso deverão ser projetadas em uma série interligada que deve corresponder à série interligada de atos preliminares. Se, em algum ponto da série, a cadeia de orientação se romper e o uso for mal dirigido, todos os atos subsequentes da série serão errados, e o objetivo não será atingido da forma desejada (por exemplo, o golfista não dará uma boa ta-

cada). Hoje em dia, na maioria das pessoas, a direção do uso dos mecanismos não é escolhida racionalmente, mas é instintiva, e, nos casos em que essa direção instintiva leva ao uso errado, a série interligada de atos preliminares à conquista de qualquer objetivo será produzida por uma série de orientações instintivas que operam através do uso errado dos mecanismos, de tal forma que o resultado será uma série de atos errados[6].

Esses fatos devem ser levados em conta pelo professor que estiver usando o princípio dos "meios pelos quais" para formar uma nova direção de uso no aluno. Ele perceberá, na prática, que esses atos preliminares, embora sejam meios, também são fins, mas não fins isolados, na medida em que formam uma série coordenada de atos a serem executados "juntos, um após o outro"[7]. Ele convencerá o aluno de que, para manter a unidade existente nessa série interligada de atos, deverá continuar a projetar as orientações necessárias à realização do primeiro ato da série *simultaneamente* com a projeção das orientações necessárias à realização do segundo, e assim por diante, por toda a série, até que todos os atos preliminares tenham sido realizados na sua sequência interligada e o objetivo último esteja, dessa forma, garantido.

Pode-se perguntar qual é, exatamente, a técnica para pôr em prática o princípio dos "meios pelos quais" na formação de uma direção de uso nova e satisfatória.

É impossível fazer aqui mais que um esboço sucinto dessa técnica, já que as experiências sensoriais vividas pelo aluno no processo de aquisição da nova direção de seu uso não podem ser transmitidas pela palavra escrita ou fa-

---

6. Ver *Constructive Conscious Control of the Individual*, pp. 264 ss.
7. Esse processo é análogo à descarga de uma metralhadora de um avião, em que o mecanismo está tão coordenado que cada tiro da série está programado para passar entre as pás de uma hélice que faz 1.500 ou mais revoluções por minuto.

lada, da mesma forma que o relato de um jogador profissional de golfe sobre suas experiências sensoriais ao fazer um *drive*, por mais detalhado que seja, não capacitará o aluno a reproduzir essa experiência. Mas eu remeteria meus leitores ao capítulo 1, onde descrevo os experimentos que levaram à descoberta de que há um controle primordial no uso que o indivíduo faz de si mesmo; esse controle governa o funcionamento de todos os mecanismos e assim torna relativamente simples o controle do complexo organismo humano.

Esse controle primordial, que o falecido professor Magnus de Utrecht denominou "controle central", depende de certo uso da cabeça e do pescoço em relação ao uso do resto do corpo e, uma vez que o aluno tenha inibido a má direção instintiva e errada que leva ao seu uso habitual errado, o professor deverá dar início ao processo de formação do novo uso, dando ao aluno as orientações primordiais para a implantação desse controle primordial. O aluno então projetará essa instrução enquanto o professor, com as mãos, produz a atividade correspondente; *a atividade combinada proporcionará ao aluno a nova vivência do uso desejado.* Essa vivência, embora estranha no princípio, tornar-se-á familiar com a repetição.

O professor então dará a instrução secundária ao aluno, que *deverá manter a primordial em andamento,* enquanto projeta a secundária e o professor produz a atividade correspondente. Esse procedimento combinado novamente proporcionará ao aluno a nova vivência do uso desejado e, novamente, essa nova vivência, embora estranha no princípio, tornar-se-á familiar com a repetição.

Com esse método as duas orientações e as suas atividades correspondentes ficarão interligadas e assim permanecerão; se forem necessárias outras orientações para produzir a mudança desejada no uso, deve-se aplicar o mesmo procedimento combinado.

Desde que o professor e o aluno trabalhem juntos segundo esses critérios, nunca se afastando em seus procedimentos do princípio dos "meios pelos quais", o aluno com o tempo conquistará a direção desejada no uso dos seus mecanismos, e esse procedimento só terá de ser repetido até que as vivências a ele associadas se tornem familiares, para que se firme o uso novo e satisfatório em todas as suas atividades.

Quando esse estágio é atingido, descobre-se que a melhora na modalidade de uso do aluno está associada a uma melhora em seu padrão de funcionamento e que os sintomas específicos indesejáveis, como o uso insatisfatório dos olhos, desapareceram *no processo.* Isso significa que o jogador de golfe será capaz de manter o olhar na bola quando desejar fazê-lo, pois terão sido implantadas "linhas de comunicação" novas e confiáveis, que lhe darão a capacidade de fazer o que "quiser" fazer; a sua "vontade de fazer", em resumo, será eficaz.

AS DIFICULDADES DO CONQUISTADOR DE OBJETIVOS
COM OS MEIOS PELOS QUAIS

Tem-se objetado frequentemente que esse processo seria prolongado demais para as pessoas comuns. Admito, evidentemente, que, se fosse possível encontrar algum modo de induzir o golfista que não consegue ficar olhando para a bola a inibir o seu desejo de dar uma boa tacada sem passar pelo processo de mudar o uso errado que faz de si mesmo, é porque ele seria capaz de manter o olhar na bola e dar uma boa tacada[8]. Mas, em todos estes anos em que lecionei para alunos que fazem uso errado de si

---

8. Isto também se aplica a quaisquer outras dificuldades que um jogador de golfe possa sentir ao jogar.

mesmos, ainda não encontrei nenhum capaz de inibir o desejo de conquistar um objetivo diretamente enquanto esse uso insatisfatório não tenha sido mudado. Mesmo depois de conhecerem os meios pelos quais podem tornar satisfatórios o uso e o funcionamento insatisfatórios do organismo e de, através deles, vencerem indiretamente os seus defeitos, seu desejo de conquistar diretamente o objetivo é tão forte que raramente são capazes de tirar proveito desses "meios pelos quais", seja para a sua própria satisfação, seja para a de seus professores.

Isso me leva ao aspecto que quero ressaltar, ou seja: *quando uma pessoa atingiu determinado estágio de uso e funcionamento insatisfatórios, seu hábito de "conquistar objetivos" revelará ser o fator obstrutivo em todas as suas tentativas de tirar proveito de qualquer método de ensino.* Os métodos comuns de ensino, em qualquer esfera, não podem lidar com esse fator obstrutivo; na verdade, eles tendem a incentivar a "conquista de objetivos"[9]. A instrução dada ao nosso jogador de golfe para manter o olhar na bola é típica da instrução específica dada por professores, geralmente com a finalidade de erradicar defeitos específicos nos alunos e, como vimos neste caso, essa instrução era um estímulo para que ele tentasse mais arduamente do que nunca conquistar seu objetivo e assim dirigir seus esforços de modo mais errado que antes[10].

Esse hábito de "conquistar objetivos" está tão entranhado que cria séria dificuldade mesmo quando o método

---

9. Esta crítica cabe aos métodos empregados por instrutores de todos os esportes e jogos, de educação física, eurritmia, dança, canto, etc.

10. Mesmo supondo que fosse possível restabelecer *de pronto* no aluno uma direção satisfatória de uso e funcionamento em todo o seu organismo, o hábito de conquistar objetivos persistiria em atos nos quais ele estivesse acostumado a empregar o uso antigo e familiar, como, por exemplo, ao dar uma tacada no golfe, de tal forma que, no momento em que tentasse dar uma tacada segundo a direção de uso nova e desconhecida, ele poria em jogo a velha e habitual direção errada, desviaria o olhar da bola e a tacada seria ruim.

de ensino se baseia no princípio dos "meios pelos quais", e essa dificuldade só pode ser vencida se ambos, aluno e professor, em cada etapa de seu procedimento combinado, até mesmo a mais simples, observarem estritamente o princípio de trabalho que expus, ou seja, numa série de atos escolhidos como os meios pelos quais determinado objetivo pode ser satisfatoriamente conquistado, o primeiro ato não deve ser considerado um objetivo em si mesmo, mas deve ser dirigido e executado, e então *mantido* como o meio preliminar de executar o ato que vem em segundo lugar, e assim por diante.

Minha experiência diária de ensino mostrou-me que o grande obstáculo presente no caminho do aluno que quer cooperar com este plano é a crença de que a compreensão "intelectual" do princípio subjacente ao procedimento dos "meios pelos quais" e o seu reconhecimento teórico eliminarão as dificuldades da sua execução prática[11]. É verdade que o aluno pode começar com uma concepção "intelectual" do que é necessário para o procedimento dos "meios pelos quais", mas minha experiência mostrou que, no momento em que ele tem a ideia de realizar qualquer ato segundo esse procedimento, seu hábito de "conquistar objetivos" leva-o a *tentar "fazer" o ato segundo o modo habitual, que lhe transmite a sensação de estar certo,* embora eu lhe tenha demonstrado repetidas vezes que ele está sendo enganado pela sua apreciação sensorial, da qual ele se vale para "saber" se esses meios estão certos ou não, de tal forma que o que ele sente ser o uso correto de si mesmo na conquista de seu objetivo na verdade é errado.

No caso de tal aluno, trabalhar segundo o princípio dos "meios pelos quais" significa trabalhar contra um há-

---

11. Esta é uma crença da qual provavelmente comungam meus leitores, e isso é bastante compreensível, pois é difícil que alguém que não tenha vivenciado o trabalho segundo o princípio dos "meios pelos quais" compreenda o que a unidade dos processos "físicos" e "mentais" significa na prática.

bito de vida, e a dificuldade existente em imbuir-se de um princípio contrário a qualquer hábito de vida (como qualquer pessoa que o tente descobrirá) aumenta enormemente quando se trabalha contra o hábito de "conquistar objetivos", pois este está tão intimamente vinculado a hábitos errados de uso que parecem estar certos, que abandoná-lo significa abandonar hábitos de uso de toda uma vida e empregar em seu lugar um uso novo que transmite a sensação de estar errado.

Sustento, portanto, que, se se quiser transformar e não simplesmente transferir um hábito tão crônico quanto o de "conquistar objetivos", é essencial que o aluno viva a experiência, de início nas atividades mais simples,

(1) *de receber um estímulo para conquistar determinado objetivo e recusar-se a reagir a ele,* inibindo, assim, os hábitos insatisfatórios de uso associados à sua reação habitual;

(2) *de projetar as orientações para o uso novo e mais satisfatório* na sua sequência adequada (as que vêm em primeiro lugar, em segundo, etc.), "todas juntas, uma após a outra", como já explicado, *enquanto o professor, simultaneamente e com a ajuda das mãos, acostuma-o às novas experiências sensoriais*[12] associadas a esse novo uso.

Com este procedimento, será produzida uma melhora gradual na apreciação sensorial do aluno, de tal forma que ele ficará cada vez mais consciente dos erros na sua modalidade habitual de usar a si mesmo; de maneira similar, com este *nível crescente de consciência, melhora a modalidade do uso de si mesmo e também a sua apreciação sensorial, que, com o tempo, constituirá um critério interior* que o tornará cada vez mais consciente tanto dos erros quan-

---

12. Devo, novamente, ressaltar para o leitor que essas novas experiências sensoriais no princípio darão a sensação de estar erradas.

to dos progressos, não só na sua modalidade de uso mas também no seu padrão de funcionamento geral[13]. E, como é por meio do uso de si mesmo que ele reage a todos os estímulos, está claro que, juntamente com a melhora na modalidade de uso de seus mecanismos e no ajuste das diferentes partes de seu organismo, também sobrevirá uma melhora na modalidade de reação aos estímulos em todas as esferas de atividade. Essa melhora incluirá necessariamente uma melhora na modalidade de reação ao estímulo para conquistar determinado objetivo, mostrando que é possível, pela conformidade ao princípio inerente ao procedimento dos "meios pelos quais", atacar a verdadeira raiz do hábito de conquistar objetivos, tão profundamente arraigado em nossa constituição.

É óbvio que um procedimento que contribui para o controle da modalidade de reação a estímulos deve contribuir para o controle dos hábitos em geral, e, por esta razão, a técnica de formação da direção consciente do uso de si mesmo descrita aqui deve atrair todos os que estão interessados na educação em seu sentido mais amplo.

---

13. Por exemplo, com a melhora em seu uso ele ficará consciente de um aumento na expansão e na contração do tórax, ou seja, do grau de mobilidade torácica. A fidedignidade do registro sensorial é essencial para todos os que estejam permanentemente transformando condições de uso insatisfatórias em satisfatórias.

4
O gago

Tomarei, como segunda ilustração, o caso de um homem que tinha um problema de fala e que me foi enviado para consulta e ajuda. Ele me disse que havia tomado aulas com especialistas em defeitos da fala e fizera todo o possível para cumprir suas instruções e praticar seus exercícios. Sempre tivera dificuldade especial com os sons que exigiam o uso da língua e dos lábios, principalmente as consoantes T e D, mas, embora tivesse sido mais ou menos bem-sucedido nos exercícios propriamente ditos, sua gagueira continuava forte na conversação comum, especialmente quando estava apressado ou excitado.

Como é meu costume com alunos novos, observei especialmente a maneira como ele entrou na minha sala e se sentou numa cadeira. Percebi claramente que o uso geral que fazia de si mesmo era mais prejudicial do que o comum. Quando falava, também observei um uso errado da língua e dos lábios e certos defeitos no uso da cabeça e do pescoço, entre os quais a compressão excessiva da laringe e a tensão excessiva dos músculos da face e do pescoço. Eu lhe disse que sua gagueira não era um sintoma isolado de uso errado, restrito aos órgãos da fonação, mas que estava associada a outros sintomas de uso e funcionamento errados em outras partes do organismo.

Como ele duvidasse, expliquei que fora capaz de demonstrar a todos os gagos que me haviam procurado que eles "gaguejavam" com muitos outros órgãos do corpo, além da língua e dos lábios. "Em geral", disse eu, "esses outros defeitos passam despercebidos ou não são levados em conta até que atinjam o ponto em que o funcionamento errado se manifesta em alguma forma de distúrbio 'físico' ou 'mental'. No seu caso, como a gagueira interfere em seu trabalho e atrapalha o relacionamento com seus colegas, você não pode ignorá-la. Mas esse pode ser um mal que vem para o bem, se servir para conscientizá-lo, antes que seja tarde, dos outros defeitos mais sérios que lhe apontei e que, com o passar do tempo, tenderão a se exacerbar."

Garanti-lhe que meus longos anos de experiência prática no tratamento das dificuldades e idiossincrasias de gagos me haviam convencido de que a gagueira era um dos sintomas específicos mais interessantes de uma causa geral, ou seja, da direção errada do uso dos mecanismos psicofísicos, e que eu só o aceitaria como aluno se ele estivesse disposto a trabalhar comigo com vistas a corrigir esse erro de direção do uso geral como primeira etapa na solução de seus defeitos de fala. Pude prometer-lhe, porém, que, se ele decidisse trabalhar comigo e eu conseguisse produzir certas mudanças para melhor na modalidade de uso dos seus mecanismos, também ocorreria uma mudança para melhor no funcionamento do seu organismo, e sua gagueira tenderia a desaparecer durante o processo. Ele entendeu e decidiu ter aulas.

Ora, minha experiência me mostra que a gagueira, como a tendência do golfista de desviar o olhar da bola, é devida a um erro habitual de direção do uso dos mecanismos, de tal forma que o remédio para o defeito, em ambos os casos, apresenta, fundamentalmente, o mesmo problema. Como o jogador de golfe, o gago precisa tornar mais satisfatória sua direção habitual de uso, e o uso novo e melhor, associado a essa mudança de direção, tem de ser formado e suficientemente estabilizado nele para que ele seja capaz de empregá-lo na prática como meio de superar suas dificuldades de fala.

No caso deste aluno, portanto, comecei por mostrar-lhe vários sintomas importantes de seu uso habitual errado; um dos mais notáveis era a excessiva tensão muscular que ele costumava imprimir a todo o organismo sempre que tentava falar. Essa tensão muscular extrema era o fator que dificultava o funcionamento geral de seus mecanismos e impossibilitava o uso satisfatório da língua e dos lábios, e, quanto mais ele tentava, por qualquer esforço especial da "vontade", falar sem gaguejar, tanto mais ele aumentava a já excessiva tensão muscular, de tal modo que frustrava a conquista de seu objetivo.

O motivo disto, expliquei-lhe, era que ele só começava a falar depois de ter produzido o grau de tensão que estava associado a esse uso habitual e que lhe dava *a sensação de poder falar;* ou seja, ele só decidia que chegara o momento de falar quando suas *sensações* lhe diziam que estava usando seus mecanismos da melhor forma possível, e esse momento, em última análise, era aquele em que sua apreciação sensorial (único guia de que dispunha para avaliar o grau de tensão muscular necessário) registrava como "certa" a quantidade de tensão que ele habitualmente empregava para falar e que, portanto, lhe era familiar.

Infelizmente, o grau de tensão a que estava acostumado e que "lhe dava a sensação de estar certo" era o grau desnecessário associado ao uso habitual e errado de seus mecanismos, e a gagueira era um dos sintomas disso. Por conseguinte, recomendei-lhe com insistência que admitisse desde o início que a "sensação" em que estava confiando para saber quando o seu uso estava certo para falar não era fidedigna como registro da tensão muscular e que ele não devia depender dela como guia em sua tentativa de falar. Perguntei-lhe como ele poderia esperar julgar com as sensações o grau de tensão que deveria empregar para falar, quando não estava familiarizado com a experiência sensorial de falar com a quantidade devida? Obviamente, ele não podia "conhecer" uma sensação que jamais sentira e, como a experiência sensorial não pode ser transmitida pela palavra, por mais que eu falasse não poderia transmitir-lhe a experiência sensorial desconhecida de falar com menos tensão e sem gaguejar. A única maneira de convencê-lo de que poderia falar com menor tensão muscular seria fazê-lo viver essa experiência desconhecida.

Com esse fim, adotei um procedimento baseado no mesmo princípio do procedimento empregado para fazer o golfista viver a experiência de manter o olhar na bola; meu objetivo era fazer meu aluno viver, primeiro, a experiência de dirigir conscientemente um uso novo e melhor de seus mecanismos gerais e, em segundo lugar, a experiência de *continuar empregando essa direção consciente enquanto usava* os mecanismos relativos ao ato de falar na modalidade que melhor se ajustasse a essa finalidade.

Comecei por lhe dar
(1) as orientações para a inibição do uso habitual e errado de seus mecanismos que estava associado à excessiva tensão muscular;
(2) as orientações para o emprego do controle primordial que levaria a um uso novo e melhor e que estaria associado ao grau devido de tensão muscular.

Pedi-lhe então que projetasse essas orientações enquanto eu, com as mãos, fazia-o vivenciar as novas experiências sensoriais de uso que correspondiam a essas orientações, para que fosse restaurada gradualmente a fidedignidade de sua apreciação sensorial em relação ao uso de seus mecanismos e ele pudesse, através disso, adquirir com o tempo uma indicação do grau correto da tensão necessária para falar, distinto do grau excessivo de tensão associado à sua gagueira.

Continuei com esse procedimento, repetindo as novas experiências sensoriais de uso, até julgar conveniente permitir que ele tentasse empregar os novos "meios pelos quais" para falar e para pronunciar as palavras e as consoantes que representavam dificuldade especial.

É impossível, no espaço de que disponho, transcrever todos os aspectos das variações da arte de ensinar empregadas para fazer meu aluno chegar a esse ponto, pois os aspectos da técnica pedagógica naturalmente variam de acordo com as necessidades e dificuldades de cada aluno. Contudo, se lhes disser que meu aluno era um inveterado "conquistador de objetivos", os leitores que acompanharam o relato das dificuldades que encontrei quando, pela primeira vez, tentei empregar os novos "meios pelos quais" na declamação serão capazes de entender o tipo de dificuldade que enfrentamos todo o tempo.

No início desse novo estágio de trabalho conjunto lembrei ao aluno que seu progresso até aquele ponto havia sido obstado pelo seu hábito de conquistar objetivos e de "tentar estar certo" e avisei-o de que, se não conseguisse escapar disso, teria pouca possibilidade de aplicar os novos "meios pelos quais" a suas dificuldades de fala, pois, se, no momento crucial de começar a proferir uma palavra difícil, ele ainda fosse diretamente ao objetivo e tentasse pronunciar a palavra do modo que "parecia certo", estaria fadado a retroceder ao uso habitual e, portanto, a gaguejar.

Os acontecimentos demonstraram como era difícil para meu aluno observar esse aviso na prática. Sempre que lhe dava uma palavra ou um som para pronunciar, eu insistia reiteradamente para que inibisse a reação habitual ao meu pedido recusando-se a tentar proferir o som ou a palavra até que houvesse determinado e empregado as novas direções de uso que concluíra serem as melhores para a sua finalidade. Ele concordava, mas, tão logo eu lhe pedia que proferisse algum som ou alguma palavra, deixava de inibir a resposta ao estímulo de minha voz e, esquecendo tudo sobre as novas direções cujo emprego lhe fora solicitado, tentava logo repetir o som e, portanto, era, imediatamente, dominado pelos velhos hábitos de uso associados à tensão muscular extrema *que lhe transmitia a sensação de estar certa* e, assim, gaguejava tanto quanto antes[1]. Em resumo, era justamente o desejo de "estar certo ao conquistar seu objetivo" que frustrava esse objetivo.

Em todos os gagos que conheci, esse hábito de reagir depressa demais aos estímulos está sempre associado à apreciação sensorial enganosa, à tensão muscular excessiva e ao erro na direção das energias, mas, no caso desse aluno, o hábito de ir diretamente ao objetivo e de tentar "sentir-se certo" ao fazê-lo fora positivamente cultivado pelos métodos empregados pelos professores que haviam tentado "curar" a sua gagueira[2].

Parece que o princípio de "conquistar os objetivos" subjaz a cada um dos exercícios dados por professores que, por métodos ortodoxos ou não, lidam com a gagueira como defeito específico. Tomarei como exemplo os exercícios dados a meu aluno para solucionar a dificuldade para pronunciar palavras iniciadas por T ou D.

Seus ex-professores haviam percebido que o uso da língua e dos lábios não era satisfatório para a pronúncia dessas consoantes e, para superar essa dificuldade, instruíram-no a fazer certos exercícios em que essas partes eram usadas na pronúncia do T ou do D.

---

1. Para que o leitor não pense que a dificuldade era peculiar a esse aluno, quero dizer que tive experiências semelhantes com todos os meus alunos. Como poderia ser de outro modo, se a "conquista de objetivos" é um hábito universal?

2. Ver capítulo 3, p. 63, nota 10.

Ora, esse procedimento só podia agravar a dificuldade, pois a ideia de tentar proferir T ou D atuava como incentivo para que o aluno empregasse o uso habitual de si mesmo que estava associado ao uso errado da língua e dos lábios. Enquanto esse uso habitual permanecesse inalterado, a associação persistiria; ele tinha poucas chances de se livrar desse incentivo; por isso, pedir-lhe que, nessas condições, praticasse a pronúncia do T e do D como remédio para a gagueira equivalia a dar-lhe mais um incentivo para gaguejar.

Isso foi confirmado pelo que observei quando ele me mostrou como praticava esses exercícios. Observei-o de perto e vi que, tão logo começava a fazê-los, já empregava um grau excessivo de tensão geral, continuava aumentando a tensão dos músculos dos lábios, das bochechas e da língua e tentava pronunciar T e D antes que a língua houvesse assumido a melhor posição para isso. Essa tentativa estava tão fadada ao fracasso quanto a de mudar as marchas de um carro sem que a embreagem tenha colocado as engrenagens em posição de encaixe. Era evidente que ele estivera tentando, em todos os seus exercícios passados, conquistar o objetivo sem ter o domínio dos meios pelos quais esse objetivo podia ser conquistado, e o fato de ter fracassado na maior parte dessas tentativas levara-o a um estado de falta de confiança que tornara ainda mais difícil romper com o hábito de "conquistar objetivos".

Pelo que sei, todos os métodos para "curar" a gagueira, conquanto diferentes em detalhes, baseiam-se no mesmo princípio da "conquista de objetivos". O instrutor escolhe algum sintoma (ou alguns sintomas) como sendo a causa da gagueira do aluno e dá-lhe instruções ou exercícios específicos para ajudá-lo.

Sei muito bem que é possível, por tais métodos, fazer que as pessoas parem de gaguejar, mas questiono a suposição comum de que, quando isso acontece, é porque ocorreu uma "cura" genuína. Pois, nos casos em que se proclama que um gago foi "curado", em geral há alguma peculiaridade ou hesitação na sua maneira de falar, e as pessoas envolvidas não parecem absolutamente perturbadas pelo fato de que as condições nocivas de excessiva tensão muscular, direção errada das energias e imprecisão da apreciação sensorial presentes no caso quando a "cura" começou, ainda são visíveis depois que a suposta "cura" foi alcançada.

Nenhum método de "cura" pode ser aceito como eficaz ou científico se, no processo de remoção de certos sintomas escolhidos, outros permanecerem intactos ou se aparecerem outros sintomas indesejáveis[3]. Se esse exame for aplicado a um gago "curado" por tais métodos, descobrir-se-á com demasiada frequência que os defeitos originais de tensão muscular excessiva, má direção das energias e apreciação sensorial imprecisa aumentaram no processo da "cura"[4].

---

3. Como escreve o dr. Dewey em sua introdução ao livro *Constructive Conscious Control of the Individual*, "a essência do método científico não consiste em considerar as consequências de modo geral; consiste mais precisamente nos meios que possibilitam a verificação detalhada das consequências. Consiste nos processos que permitem verificar concretamente se as causas usadas para explicar as consequências ou os efeitos realmente produzem essas consequências e não outras".

4. Como exemplo, cito uma afirmação feita por um candidato às minhas aulas, na entrevista preliminar. Ele me contou, entre outras coisas, que havia curado sua gagueira, e eu lhe perguntei como havia feito isso. Respondeu-me que gaguejava muito mas que, um dia, foi obrigado a subir até o topo de uma escadaria muito alta para entregar um recado importante e descobriu, para sua surpresa, que, depois dessa experiência, era capaz de falar sem gaguejar e que continuou assim. A maioria das pessoas, sem dúvida, consideraria isso uma "cura", mas eu não, pois via que o uso que ele fazia de si mesmo ainda era muito ruim no geral. Quando lhe disse isso, ele admitiu que sofria de outros problemas que, em minha opinião, correspondiam à "gagueira" de outras partes de seu organismo. O fato é que a experiência à qual ele atribuía sua libertação do ato de gaguejar não havia transformado suas condições insatisfatórias de uso em condições satisfatórias, não associadas à gagueira. Consequentemente, uma experiência semelhante podia perfeitamente a qualquer momento causar uma recidiva da gagueira vocal e, como sua modalidade insatisfatória de uso ainda estava presente, ele tinha predisposição para desenvolver outros distúrbios.

Admito que esses defeitos podem não produzir uma recidiva da gagueira, mas, mesmo assim, é quase certo que levem ao desenvolvimento ulterior de outros sintomas indesejáveis que muitas vezes deixam de ser identificados. Isto acontece invariavelmente quando os defeitos e as doenças são "curados" por métodos específicos e explica por que, apesar do imenso número de "curas" registradas, os distúrbios do organismo humano parecem estar aumentando e exigindo um número cada vez maior de "curas".

É importante lembrar que há um equilíbrio funcional no uso de todas as partes do organismo e que, por essa razão, o uso de determinada parte (ou partes), em qualquer atividade, pode influenciar o uso das outras e vice-versa. Quando sob direção instintiva, esse equilíbrio funcional se torna habitual e "dá a sensação de estar certo"; o ponto em que a influência do uso de qualquer parte se fará sentir variará, e a influência de determinado uso será forte ou fraca de acordo com a natureza do estímulo da atividade final desejada. Se for identificado um defeito no uso de um órgão e se se tentar corrigir esse defeito através da mudança no uso dessa parte, sem se produzir, ao mesmo tempo, uma mudança correspondente no uso das outras, o equilíbrio funcional no uso habitual do todo será perturbado. Portanto, a menos que a pessoa que está tentando mudar o uso de determinada parte entenda o que é necessário para produzir, ao mesmo tempo, uma mudança correspondente no uso das outras que contribua para um equilíbrio funcional satisfatório e, portanto, complemente o novo uso que se está tentando produzir em algum ponto, sem dúvida ocorrerá uma das duas situações seguintes:

 (1) o estímulo do desejo de conquistar o objetivo por meio do uso antigo, associado ao equilíbrio funcional habitual que "dá a sensação de estar certo", será tão forte que dominará o estímulo para cultivar o uso novo e melhor de determinada parte, associado a um equilíbrio funcional desconhecido, "que dá a sensação de estar errado", ou

(2) se a mudança no uso de determinada parte for feita em presença de fatores obstrutivos no uso das outras (como acontece com qualquer método específico de tratamento empregado para corrigir um defeito em uma parte), o equilíbrio funcional entre o uso dessa parte e o uso de todas as outras ficará tão desengrenado que o uso das outras partes será afetado e surgirão novos defeitos no uso destas últimas.

Depois que meu aluno me mostrou os exercícios que lhe haviam mandado fazer, expliquei-lhe que, ao aplicá-los, ele incorria nos hábitos errados do uso geral de si mesmo e, portanto, *cultivava* os hábitos errados de uso da língua e dos lábios que o faziam gaguejar. Enfatizei mais uma vez que, se desejava estar seguro de que pronunciaria sem gaguejar o T e o D e as palavras em que essas consoantes ocorrem, *ele deveria recusar-se a responder a qualquer estímulo interior ou exterior para pronunciar T ou D;* em outras palavras, sempre que lhe ocorresse a ideia de pronunciar T ou D, ele deveria inibir o desejo de tentar pronunciar corretamente, até que tivesse aprendido qual uso da língua e dos lábios era necessário, em seu caso, à pronúncia do T ou do D sem gaguejar e até que pudesse pôr em prática as orientações necessárias a esse novo uso da língua e dos lábios *enquanto continuava a dar as orientações para o controle primordial do novo uso geral de si mesmo.*

Ele entendeu os motivos, mas durante algum tempo suas tentativas de cooperar comigo foram mais ou menos malsucedidas. Por diversas vezes consegui levá-lo ao ponto em que o uso da língua e dos lábios, em associação com seu uso geral, era tal que eu sabia que ele poderia pronunciar T e D sem a excessiva tensão muscular que o fazia gaguejar. Mas, nesse ponto, quando eu lhe pedia para repetir um dos sons,

    (1) esquecia-se de inibir a antiga resposta, regredia às antigas condições de uso e aumentava a tensão até o ponto em que *sentia* que podia pronun-

ciar T ou D, tentava fazê-lo dessa maneira e gaguejava, ou

(2) nas vezes em que se lembrava de inibir a antiga resposta e de empregar os novos "meios pelos quais" para pronunciar T e D sem gaguejar, não tentava repetir o som.

Em ambos os casos, ele era movido pelo mesmo motivo. Associava o ato de falar, especialmente a pronúncia das consoantes difíceis para ele, a determinado grau de tensão muscular e, como já mostrei, ele acabara por acreditar que lhe era impossível falar enquanto não *sentisse* essa grande tensão muscular. Isto explica por que não fazia nenhuma tentativa de falar enquanto não tivesse, propositalmente, produzido tensão muscular em grau conhecido, porém excessivo, que o fazia gaguejar. Deste modo ele simplesmente reforçava as velhas experiências sensorias de excessiva tensão muscular já associadas a seu uso habitual e ao hábito de tentar *ter a sensação que lhe parecia certa* antes de tentar conquistar seu objetivo.

Para lidar com essa dificuldade, fiz questão de fazer meu aluno viver, dia após dia, a experiência de receber um estímulo para conquistar certo objetivo e de lembrar-se de recusar-se a conquistar esse objetivo. Essa recusa significava inibir, com um golpe só, todos os hábitos errados de uso associados ao seu modo habitual de conquistar aquele objetivo[5]. À medida que conseguia êxito na inibição dessa resposta imediata a qualquer estímulo, ele se tornava capaz de vencer o desejo de conquistar seus objetivos da forma que lhe parecia certa e, *desde que ele mantivesse essa inibição,* eu podia lhe repetir, até que se acostumasse, as novas experiências sensoriais associadas ao uso correto de seus mecanismos gerais, inclusive da língua e dos lábios. Ao cooperar comigo segundo esses critérios, ele gra-

---

5. Cf. capítulo 1, pp. 33 ss.; capítulo 3, pp. 64 ss.

dualmente foi adquirindo experiência na direção desse novo uso, até ser capaz de empregá-lo com êxito como o "meio pelo qual" pronunciar as consoantes que representavam dificuldade especial.

Porém, mais importante que isso é o fato de meu aluno, durante esses procedimentos, ter aprendido que, se inibisse sua reação imediata e instintiva a qualquer estímulo para "fazer", poderia deixar de dirigir erradamente seu uso e prevenir a tensão muscular excessiva a ele associada (característica marcante de todas as suas reações a estímulos, que o atrapalhara não só na fala, mas em todas as suas atividades, tanto "físicas" como "mentais"). Além disso, se decidisse aplicar esse princípio às suas atividades em outras esferas, teria à sua disposição um instrumento para controlar a natureza de sua reação a estímulos, ou seja, para adquirir o controle daquilo que se denomina "comportamento consciente"[6].

---

6. A propósito, ocorre-me um fato interessante. Um de meus alunos contou-me que, antes de frequentar as minhas aulas, costumava ter ataques incontroláveis de raiva, mas que, desde então, não tivera mais esse tipo de problema, e toda a sua família havia notado a mudança. Pediu-me que lhe explicasse como aquilo que ele considerava um sintoma "nervoso" ou "mental" podia ser influenciado pelo tipo de trabalho que eu estava fazendo. Em resposta perguntei-lhe como as outras pessoas sabiam que ele tinha perdido a calma. Ele respondeu que isso ficava evidente no tom de voz, na expressão facial, no olhar, nos gestos e na excitação geral. Perguntei-lhe então como essas reações seriam possíveis senão através do uso daquilo que ele acreditava ser o seu ser "físico". Por exemplo, é preciso que a voz seja usada para que julguemos o seu tom, que os olhos sejam usados para que brilhem, que os músculos da face sejam usados para que haja mudança de expressão e, para que a excitação se manifeste, a totalidade dos mecanismos de uso deve ser estimulada, num excesso de atividade e de tensão muscular.

Mude-se a modalidade de uso e estarão sendo mudadas as condições de todo o organismo; a antiga reação associada à antiga modalidade de uso e às antigas condições não pode, portanto, ocorrer, pois os instrumentos não estão mais lá. Em outras palavras, a antiga atividade reflexa habitual mudou e não voltará. Se a perda do controle só se pode manifestar por meio do uso de nós mesmos, segue-se que a direção consciente de um uso que se aperfeiçoa irá nos propiciar, pela primeira vez, um controle consciente da reação e do comportamento humano.

Certas características do caso desse aluno ocorrem praticamente com todos os alunos.

Durante os primeiros estágios das aulas, quando o uso dos mecanismos do aluno ainda é insatisfatório, tenho descoberto com frequência que ele deixa de inibir a antiga direção instintiva de uso, e, consequentemente, as orientações para o novo uso não se tornam operantes. Antes que eu tenha a oportunidade de ajudá-lo, ele age de forma que conquiste seu objetivo de acordo com o uso errado e habitual e é praticamente impossível, nessas circunstâncias, impedi-lo de conquistar seu objetivo dessa maneira.

Por outro lado, depois de aprender, num estágio ulterior das aulas, a inibir a sua direção instintiva de uso, e quando as orientações para o novo uso já se tornaram operantes, de tal forma que já sou capaz de fazê-lo vivenciar as experiências sensoriais correspondentes, constatei que, embora o aluno tenha à sua disposição nesse momento as melhores condições possíveis para conquistar seu objetivo, ele não faz nenhuma tentativa para conquistá-lo. Não consegue acreditar que o objetivo possa ser conquistado com essas condições melhores; é tão forte a "sensação de estarem erradas", como diz ele, que ele instintivamente se recusa a empregá-las.

Quando surge essa dificuldade, preciso fazê-lo vivenciar concretamente a experiência de conquistar seu objetivo através daquilo que lhe dá a sensação de erro no uso de seus mecanismos e, quando consigo fazer isso, ele invariavelmente comenta que a nova modalidade é mais fácil que a antiga e que exige muito menos esforço. Contudo, apesar de admitir isso, a experiência concreta de conquistar seu objetivo desse modo novo tem de ser repetida várias vezes antes que ele tenha a "sensação de que esse uso está certo" e antes que ele adquira a necessária segurança para empregá-lo.

A lição a ser aprendida de tudo isso é que, uma vez que nosso modo pessoal de reagir aos estímulos está de acordo com os hábitos de uso a que estamos acostumados, o incentivo para tentar conquistar qualquer objetivo está inextricavelmente vinculado a esse uso habitual. Isto explica por que o aluno tem pouco ou nenhum incentivo para conquistar esse objetivo se o uso a que está acostumado for substituído por um uso desconhecido e, portanto, dissociado do seu modo habitual de reagir a estímulos. Enquanto as condições de uso e as sensações a elas associadas estiverem erradas numa pessoa, o incentivo para conquistar determinado objetivo através do uso costumeiro e errado será quase que irresistível; mas, quando essas condições são substituídas por outras, melhores para a conquista de determinado objetivo, parece não haver praticamente incentivo para conquistá-lo.

Isso não é surpreendente, pois, quando a apreciação sensorial que uma pessoa tem do seu uso está errada e a sua crença sobre o que pode ou não fazer baseia-se no que sente, conquistar um objetivo através de um uso desconhecido é o mesmo que mergulhar na escuridão. Mesmo quando explico ao aluno por que essa dificuldade surgiu no seu caso e ele me entende "intelectualmente", na maioria das vezes ele precisa de grande incentivo e de assistência prática para ser capaz de levar a efeito a experiência de conquistar determinado objetivo por meio de um uso novo e desconhecido para ele. Uma vez que lhe façam isso, porém, ele toma consciência de uma nova experiência que deseja repetir, e essa repetição, com o tempo, convence-o de que suas crenças e seus julgamentos anteriores estavam errados. Como resultado, desenvolve-se gradualmente nele um incentivo para o emprego do novo uso que, por fim, se torna muito mais forte que o incentivo para empregar o uso antigo, pois seu desenvolvimento é o resultado final de um procedimento racional que ele descobre poder dirigir e controlar conscientemente, com uma segurança que nunca sentiu antes.

Uma das características mais notáveis do homem é sua capacidade de se acostumar a condições de quase todos os tipos, sejam elas boas ou más, tanto em si mesmo quanto no ambiente, e, uma vez que se acostume, tais condições lhe parecem certas e naturais. Esta capacidade é uma dádiva quando lhe possibilita a adaptação a condições desejáveis, mas pode revelar-se um grande perigo quando as condições são indesejáveis. Quando sua apreciação sensorial é enganosa, ele pode se acostumar a tal ponto com condições nocivas no uso de si mesmo que elas lhe transmitirão a sensação de acerto e comodidade.

Minha experiência de ensino mostrou-me que, quanto piores forem essas condições no aluno e quanto maior for o tempo de sua existência, tanto mais familiares e certas lhe parecerão e mais difícil será ensiná-lo a superá-las, por mais que ele o deseje. Em outras palavras, sua capacidade de aprender um uso novo e mais satisfatório de si mesmo está, em geral, na razão inversa do grau de mau uso presente em seu organismo e da duração dessas condições prejudiciais.

Este aspecto deve ser compreendido e considerado na prática por qualquer pessoa que esteja planejando procedimentos para melhorar o uso e o funcionamento dos mecanismos do organismo como meio de erradicar defeitos, peculiaridades e maus hábitos.

Quase no fim do curso meu aluno perguntou-me por que era tão mais difícil superar o hábito de gaguejar do que o vício de fumar. Ele me contou que fora um fumante inveterado mas que, ao perceber que esse hábito estava tomando conta dele, decidira largá-lo. Tentou primeiro o plano de reduzir o número de cigarros fumados por dia, mas, descobrindo que não podia manter-se dentro do limite prescrito, decidiu que a única maneira de conseguir largar o vício seria parar totalmente de fumar. Pôs essa decisão em prática e deixou de ser fumante. Agora queria saber por que seus esforços para superar a gagueira não haviam tido o mesmo êxito.

Mostrei-lhe que os dois hábitos apresentavam problemas muito diferentes.

O fumante pode abster-se de fumar sem interromper as atividades necessárias de sua vida cotidiana e, uma vez que a tentação de fumar em excesso é resultado, como todo fumante inveterado sabe, do fato de que cada cachimbo, charuto ou cigarro fumado atua como estímulo para fumar outro, toda vez que ele se abstém de fumar está quebrando um elo dessa cadeia.

O gago, por outro lado, não pode abster-se de falar porque seu relacionamento diário com os colegas depende disso. Por conseguinte, sempre que fala cai na tentação de ceder aos hábitos errados a que está acostumado de uso do aparelho fonador, da língua e dos lábios e então gagueja. Ele não pode fugir do estímulo de falar da mesma forma que o fumante pode fugir do estímulo de fumar se assim o quiser; por isso o hábito de gaguejar exige uma forma muito mais fundamental de controle.

O controle satisfatório do ato de falar exige um padrão satisfatório de uso geral dos mecanismos, já que o uso satisfatório da língua e dos lábios e o padrão necessário de controle dos órgãos respiratórios e vocais depende desse uso geral satisfatório. Por essa razão, o uso geral insatisfatório dos mecanismos, presente, como vimos, em todos os gagos, constitui um enorme obstáculo à supressão desse hábito.

No fumante, a situação é muito diferente, pois o ato de fumar não exige um padrão tão elevado de uso dos mecanismos e, embora frequentemente estejam presentes condições insatisfatórias de uso no seu caso, a influência que esses mecanismos exercem impedindo-o de superar seu vício é comparativamente pequena.

Ainda há outro elemento no caso. O hábito que o fumante está tentando superar foi criado por ele mesmo no processo de satisfazer um desejo. O gago, por outro lado, está lidando com um hábito que não se desenvolveu no processo de satisfazer um desejo, mas cresceu gradualmente, passando a fazer parte do uso dos mecanismos que ele habitualmente emprega em todas as atividades da vida cotidiana. Isto explica por que o hábito de fumar é relativamente superficial e, neste grau, mais fácil de superar, e por que meu aluno fora capaz de livrar-se *sozinho* do vício de fumar, mas não fora capaz de lidar com o hábito de gaguejar sem a ajuda de um professor que soubesse lhe fornecer os meios pelos quais ele pudesse, *sozinho,* comandar o uso satisfatório de seus mecanismos gerais, o que inclui o uso correto da língua, dos lábios e do aparelho fonador para o ato de falar.

Eu ressaltaria aqui que o processo de erradicar qualquer defeito, tal como gaguejar, através desses meios exige demais do professor e do aluno em termos de tempo, paciência e habilidade, já que, como vimos, requer:

(1) a inibição da direção instintiva da energia associada às experiências sensoriais conhecidas do uso habitual errado, e

(2) a formação, em seu lugar, de uma direção consciente da energia, através da repetição de experiências sensoriais desconhecidas, associadas ao uso novo e satisfatório.

Esse processo de dirigir a energia para vias novas e estranhas, deixando as costumeiras, como meio de mudar a modalidade de reação a estímulos, implica necessariamente uma capacidade sempre crescente, por parte de professor e aluno, de "passar do conhecido para o desconhecido"[7]; trata-se, portanto, de um processo fiel ao princípio presente em todo crescimento e desenvolvimento humanos.

Depois que este capítulo foi escrito, recebi uma carta desse aluno e, com sua permissão, transcrevo os trechos seguintes por despertarem interesse no que diz respeito ao

---

7. O sr. Joseph Rowntree, já falecido, depois de uma de suas aulas definiu meu trabalho como "raciocinar do conhecido para o desconhecido, sendo o conhecido o errado e o desconhecido, o certo".

desenvolvimento da consciência sensorial de uma melhoria do uso:

> Espero que o senhor não tenha interpretado meu silêncio prolongado como desinteresse pelo senhor e pelo seu trabalho. Muito pelo contrário. Poucas coisas me interessam mais que isso... Sinto-me muito confiante na possibilidade de fazer grandes progressos novamente se puder ir este ano. Estou suficientemente otimista para acreditar que estou quase maduro para algumas experiências novas... Cheguei ao ponto em que, quando sinto que minhas costas trabalham, também sinto que minha mandíbula se relaxa. Acredito mesmo que estava usando os músculos da mandíbula para me manter ereto! Estou realmente começando a avaliar como usava pouco a língua e os lábios para falar; de fato, eu os usava pouquíssimo. É essa grande melhora em minha apreciação sensorial que dá tanta esperança para o futuro.

5
O diagnóstico e a formação médica

Há muitos anos os profissionais da medicina vêm me enviando pacientes por saberem que tenho experiência no exame das condições de uso e na avaliação da influência dessas condições sobre o funcionamento. Devo dizer, de imediato, que não recebo esses casos como pacientes, mas como alunos, uma vez que não estou interessado nas doenças ou nos defeitos sem considerar a sua associação com as condições nocivas de uso e funcionamento.

Alguns desses casos já foram diagnosticados e tratados como distúrbios bastante distintos, tais como angina de peito, epilepsia, ataxia locomotora, artrite reumatoide, ciática, paralisia infantil, asma, neurite, os chamados problemas nervosos e mentais, constipação, problemas de voz e garganta, pé chato e gagueira; no exame de cada um desses casos descobri a presença de funcionamento insatisfatório associado ao uso nocivo dos mecanismos psicofísicos.

Em outros casos, os médicos foram incapazes de achar qualquer causa ou explicação para os sintomas do paciente, que, em certos casos, eram sintomas de problemas "mentais", tais como negligência, depressão, lassitude, falta de memória, incapacidade de concentração numa tarefa, excitabilidade excessiva e baixo padrão geral de realizações; em outras circunstâncias, os sintomas tinham características "físicas" mais identificáveis, como insônia, indigestão, desnutrição, má circulação e frieira. Ao examinar tais casos também descobri que os pacientes apresentavam condições indesejáveis no uso de si mesmos que não haviam sido identificadas e que rebaixavam o padrão geral de funcionamento do paciente[1].

Ademais, em todos os casos em que descobri a associação de condições prejudiciais de uso e de funcionamento, também descobri que a apreciação sensorial (ou seja, o conhecimento da modalidade de uso de nós mesmos que nos chega através dos mecanismos sensoriais) não era confiável e que, portanto, a direção sensorial do uso em todas as atividades era imperfeita, manifestando-se em maus hábitos nos atos cotidianos de andar, sentar, ficar em pé, comer, falar, jogar, pensar e raciocinar, etc.

Minha experiência em todos esses casos me fez ver a íntima relação existente entre a modalidade de uso dos mecanismos e o padrão de funcionamento, pois, sempre que encontrei uso insatisfatório dos mecanismos, encontrei também distúrbios funcionais, como insuficiência dos sistemas respiratório e circulatório, queda de vísceras abdominais, lentidão de funcionamento de vários órgãos, em conjunto com pressões excessivas e descontroladas e contração e rigidez em todo o organismo, fatores esses que tendem a reduzir o padrão de resistência às doenças.

Por outro lado, nos casos em que foi feito um diagnóstico prévio de doença em qualquer órgão ou sistema, descobri que o defeito no funcionamento está sempre associado a uma modalidade insatisfatória de uso de todo o organismo.

Isso serve para mostrar que uma modalidade insatisfatória de uso, por prejudicar o funcionamento geral, cons-

---

1. Todos os médicos têm registros de casos em que foram incapazes de encontrar qualquer problema específico que exigisse tratamento.

titui uma causa predisponente de distúrbios e doenças e que qualquer pessoa que faça um diagnóstico e prescreva um tratamento sem descobrir quanto do distúrbio presente se deve a essa influência e quanto a outras causas, está deixando intacta uma causa predisponente de distúrbio e doença.

Por essa razão defendo o seguinte:

(1) Nenhum diagnóstico pode ser considerado completo a menos que o médico leve em conta a influência exercida sobre o paciente não só pela causa imediata do problema (digamos, um germe invasor), mas também pelos prejuízos ao funcionamento que estão sempre associados ao uso *habitual* errado dos mecanismos e que ajudam a reduzir a resistência do paciente a ponto de dar ao germe invasor a oportunidade de agir.

(2) Como o currículo de medicina não ensina como dirigir o uso dos mecanismos humanos, o médico não traz para o diagnóstico um conhecimento de "uso" no sentido por mim definido e por isso não identifica a relação existente entre a direção errada de uso e o padrão insatisfatório de funcionamento, sempre encontrado em associação com a doença; quaisquer deduções que faça, portanto, serão baseadas em premissas incompletas, e o valor de seu trabalho será limitado, tanto no campo da prevenção quanto no da cura.

(3) O treinamento na direção satisfatória do uso de seus próprios mecanismos é essencial na qualificação do médico, pois, durante esse treinamento, ele estará adquirindo um conhecimento que o capacitará a julgar a modalidade de uso presente no paciente, a detectar qualquer problema na direção do uso e, onde este existir, a determinar sua relação com quaisquer sintomas de funcionamento insatisfatório presentes.

Para confirmar essas afirmações, tomarei como ilustração a prática ortodoxa dos "exames" diagnósticos, e escolho-os porque o resultado de qualquer exame das condições do paciente está fadado a ser mais ou menos influenciado pela modalidade de uso habitual que o paciente faz de seus próprios mecanismos e, se essa influência não for levada em conta, qualquer diagnóstico baseado nesse exame só poderá ser incompleto.

Para provar isso temos apenas de fazer um exame de funcionamento em uma pessoa que apresente certas condições insatisfatórias de uso e fazer o mesmo exame, nessa mesma pessoa, depois que as condições de uso melhoraram; ver-se-á que o resultado do segundo exame é diferente do do primeiro. Na maioria dos casos, realmente, descobriremos uma diferença notável entre os dois.

A propósito ocorre-me um exemplo. Fui chamado por um especialista para consulta de um caso e, quando entrei na sala, ele estava examinando o tórax e os pulmões do paciente com um estetoscópio. Percebi de imediato que lá estava um dos piores casos de mau uso que jamais vira, com contração e imobilidade associadas do tórax, compressão da laringe, tendência a prender a respiração nos atos comuns da vida e uma curvatura perniciosa do tronco para a frente. Sua modalidade de uso estava embaraçando seus processos respiratórios e circulatórios, o trabalho do coração, afetando até mesmo a pulsação e a pressão sanguínea. Quando o especialista acabou, pediu-me que auscultasse o paciente para que tivesse uma ideia das suas dificuldades respiratórias do ponto de vista médico. Auscultei-o e, depois de anotar o resultado com o médico, mostrei os sintomas de mau uso que observara e disse-lhe que, se me permitisse fazer uma mudança, por menor que fosse, nessas condições de uso e depois fizesse o mesmo exame novamente, enquanto eu mantinha as condições criadas no paciente, o estetoscópio registraria um resultado inteiramente diferente. Ele concordou, fiz certas mudanças[2], mantive-as enquanto era feito o segundo exame, e o especialista, usando o estetoscópio, confirmou a minha previsão. Ele me confiou o paciente, e os resultados finais foram satisfatórios.

Irei mais longe agora e tentarei mostrar que as limitações do médico são ainda maiores no trabalho preventivo do que no campo da "cura", pois ele não identifica a influência do uso satisfatório na manutenção de um padrão desejável de funcionamento geral e, assim, quando vai fazer um diagnóstico, não possui o conhecimento que o capacitaria a fazer a distinção entre condições satisfatórias e insatisfatórias de uso em qualquer caso que esteja examinando.

Tomemos o caso de uma criança que os pais levam a um médico como medida preventiva. Essa criança não apresenta sintomas de doença, mas os pais querem estar certos de que não há tendências nocivas latentes que, se não combatidas, poderiam levar mais tarde a doenças ou defeitos de um tipo ou de outro. O médico examina a criança e não descobre nenhum sintoma ou tendência que julgue merecer atenção ou tratamento. Consequentemente, ele dá à criança um atestado de boa saúde.

Ao avaliarmos essa opinião, devemos novamente levar em conta que o currículo médico não inclui nenhum treinamento que capacite o profissional a dirigir satisfatoriamente seu próprio uso nos atos cotidianos ou a ensinar seus pacientes a fazerem o mesmo. Não é, portanto, desarrazoado supor que o médico de nossa ilustração, ao examinar a criança, não conhece as condições insatisfatórias

---

2. Estou preparado para demonstrar que, dependendo do estado do paciente, é possível produzir em curto espaço de tempo uma melhora temporária nas condições de uso, embora o paciente sempre acabe por retornar, quase imediatamente, ao seu uso habitual e errado.

de uso e que, se elas estiverem presentes, ele não será capaz de identificá-las nem de avaliar o seu grau de influência sobre o funcionamento. Não se pode esperar que ele perceba um fator nocivo, por mais poderoso que seja, no desenvolvimento de tendências para doenças e distúrbios, se ele nem sequer sabe da sua existência. Consequentemente, não se pode dizer que seu estudo das condições gerais da criança seja completo, pois ele pode passar um atestado de boa saúde para a criança e, no entanto, deixar de identificar e combater condições de uso que, se não forem tratadas, poderão levar, com o tempo, ao rebaixamento do padrão de funcionamento e de resistência às doenças.

Como exemplo de diagnóstico baseado na identificação da íntima relação existente entre uso e funcionamento, citarei o caso seguinte. Em 12 de dezembro de 1923, um médico me escreveu:

> Acabo de ler seu livro, *Man's Supreme Inheritance*, motivado pelas observações feitas pelo dr. Peter Macdonald na reunião da Associação Britânica de Medicina. Sou médico e tive de me submeter a um período de repouso devido a angina de peito. Os princípios subjacentes ao seu trabalho parecem-me realmente sensatos, a tal ponto que gostaria de aplicá-los em meu próprio caso. Tenho 61 anos e até dois meses atrás tinha uma vida profissional ativa... Se o senhor puder ajudar-me, ficarei satisfeito com uma resposta.

Combinamos uma entrevista e, quando o dr. X veio visitar-me, como de costume, fiz um exame das condições presentes de uso. Depois desse exame, disse-lhe que seu uso de si mesmo era muitíssimo insatisfatório, apresentando alto grau de mau uso e desajuste, associados a um perigoso rebaixamento do padrão de funcionamento dos aparelhos respiratório, circulatório e digestivo. Sempre encontrei em grau notável nos casos de angina de peito esta combinação de condições nocivas, e, pelo que mostra minha experiência, ela seria suficiente em si mesma para explicar as sensações angustiantes[3] vividas pelo paciente.

Sendo esse o meu diagnóstico, expliquei ao dr. X que o meu método para lidar com seu caso seria tentar substituir suas condições insatisfatórias de uso por outras mais desejáveis, associadas exclusivamente ao funcionamento satisfatório. Desde o princípio, o dr. X estava particularmente interessado em meu método de diagnóstico, e esse interesse cresceu quando ele percebeu que, durante o processo de formação de um uso novo e mais satisfatório, que passou a empregar em maior ou menor grau em sua vida cotidiana, os sintomas que justificavam o diagnóstico de angina e que o haviam incapacitado para o trabalho e para o jogo de golfe foram ficando cada vez menos evidentes na proporção da mudança e da melhora nas condições de todo o seu organismo e acabaram por desaparecer, tanto que ele ficou livre da dor e pôde novamente trabalhar e jogar golfe[4]. Ele definiu o trabalho que eu estava fazendo como a "primeira fisiologia clínica para o ser humano" e, percebendo que meu método de diagnóstico diferia fundamentalmente do empregado pela medicina ortodoxa, instou-me a escrever sobre o assunto, para apresentar meus achados aos profissionais da medicina.

A seguir, tentarei realizar essa sua sugestão e acredito que, para isso, nada melhor do que basear meus comentários num pronunciamento feito por Lord Dawson, de Penn, na Câmara dos Comuns, em 24 de fevereiro de 1926[5], uma vez que meus amigos médicos me garantem que as opiniões então expressas por Lord Dawson, quanto à efi-

---

3. Um amigo médico disse-me que a descrição dessas sensações constitui o único indício que permite diagnosticar a angina de peito.

4. 10 de julho de 1931. Vi esse aluno há alguns dias e o resultado do trabalho ainda se faz sentir. F.M.A.

5. O relatório da palestra de Lord Dawson, cujos trechos apresento, pode ser encontrado no *The Lancet,* de 6 de março de 1926.

cácia da formação médica como preparação para o bom diagnóstico das doenças, representam a opinião corrente dos médicos sobre esse assunto.

Meus comentários conterão, necessariamente, algumas críticas à formação dos médicos. Na qualidade de educador pude perceber uma deficiência no currículo de medicina, mas, em vista da afirmação de Lord Dawson, na abertura de sua alocução, de que "da crítica em si a profissão não reclama em absoluto" e, tendo em vista que posso oferecer uma técnica que, fundamentado na minha experiência, julgo ser capaz de suprir essa deficiência, tenho as melhores razões para acreditar que os membros dessa profissão levarão em conta as minhas críticas.

Sobre *O diagnóstico e o currículo de medicina* Lord Dawson disse que:

> Uma preliminar necessária ao tratamento é o conhecimento da doença... suas causas e seu diagnóstico. Tentar tratar uma doença sem saber o que está errado com o corpo como um todo (e não apenas com uma parte dele) é reconhecidamente um ato de insensatez, e, para se conquistar tal conhecimento, deve haver uma organização cuidadosa dos estudos... Ninguém deve ser reconhecido como médico independente antes que tenha cumprido esses anos de treinamento e de estudo da natureza da doença e de seu diagnóstico... E o treinamento deve ser igual para todos. Nesse assunto não deve haver a menor concessão... Sejam quais forem as teorias que um homem tenha sobre navegação, seja qual for o seu talento, não lhe será permitido assumir o controle de uma embarcação antes que passe nos exames para navegantes. Por que se daria menos proteção à embarcação humana que singra no mar da vida?... Todos estão então tentando conseguir o controle das doenças mais cedo, em seus estágios mais curáveis e por isso *o diagnóstico é de suprema importância*[6].

---

6. O grifo é meu. F.M.A.

Começarei pela afirmação de Lord Dawson de que "uma preliminar necessária ao tratamento é o conhecimento das doenças – suas causas e seu diagnóstico".

É óbvio que, uma vez conhecida a causa da doença, temos alguma possibilidade de tratá-la com sucesso e que haveria menor tendência à moléstia em partes do corpo se o funcionamento destas fosse satisfatório. A ligação entre doença e funcionamento errado deve ser reconhecida; deve-se reconhecer também que, no diagnóstico de sintomas específicos de uma doença, *o funcionamento errado a ela associado está sempre associado, por sua vez, ao uso indesejável dos mecanismos do organismo como um todo.* Foi a minha experiência de ensino que me levou a identificar essa associação; ela me ensinou que, *no processo* de melhoria do uso e do funcionamento do organismo *como um todo,* os sintomas específicos das doenças tendem a desaparecer ou a ser erradicados.

Portanto, concordo plenamente com Lord Dawson quando diz que "tentar tratar as doenças sem saber o que está errado com o corpo como um todo (e não só com uma parte dele)" é "reconhecidamente um ato de insensatez". Mas, quando ele dá a entender que a "organização cuidadosa" da formação médica atual fornece ao estudante esse conhecimento essencial, contesto a sua opinião, pois não há nada na formação médica que capacite um membro dessa profissão a:

(1) detectar e diagnosticar o uso errado e *habitual* dos mecanismos que está associado ao funcionamento errado e, portanto, aos sintomas das doenças, e a

(2) instaurar, a partir do diagnóstico, um processo de correção do uso errado habitual e de criação de um uso satisfatório dos mecanismos, processo esse que, por ser sempre acompanhado pela me-

lhora no padrão de funcionamento, invariavelmente tende a restabelecer as condições associadas à saúde.

Ora, está claro que o princípio de tal método de diagnóstico e de tratamento difere fundamentalmente do princípio em que se fundamentam os métodos da medicina ortodoxa, que buscam a origem de sintomas locais definidos em distúrbios específicos, diagnosticados então como sendo a causa do problema e depois tratados de modo específico. Suponhamos, por exemplo, que determinados sintomas sejam diagnosticados por um clínico geral como decorrência de um problema em determinado órgão (ou órgãos), como o coração, o fígado, o olho, o pulmão ou qualquer outro; ele mesmo tratará o problema no órgão (ou órgãos) específico ou então encaminhará o paciente para um especialista, que prescreverá um tratamento especialmente destinado a combater o problema nesse órgão específico.

Admito, evidentemente, que com esse método os sintomas específicos podem ser, e muitas vezes são, eliminados, mas, como

    (1) os sintomas específicos nunca se encontram separados do funcionamento errado;

    (2) o funcionamento errado associado a tais sintomas sempre está associado (como mostra a minha experiência) ao uso errado dos mecanismos do organismo;

    (3) com tais métodos nada se terá feito para melhorar esse uso errado,

restarão no organismo certas condições que, se não combatidas, tenderão a reduzir o padrão de funcionamento geral, e a manifestação do problema – seja ele o original, seja, como acontece frequentemente, um outro mais sério – será só uma questão de tempo.

Argumento, portanto, que qualquer pessoa que não tenha sido treinada, em primeiro lugar, na detecção do uso errado que está associado ao funcionamento errado e, em segundo lugar, no emprego de uma técnica de correção desse uso errado, não poderá diagnosticar "o que está errado no corpo como um todo" ou tratar o corpo como uma unidade funcional; que, como o estudo de medicina não inclui nenhum treinamento desse tipo e como não foi empregada nenhuma técnica desse tipo no tratamento das doenças, os métodos de ensino defendidos por Lord Dawson não podem dar aos estudantes de medicina a ajuda necessária para capacitá-los a diagnosticar o "que está errado no corpo como um todo".

Não posso aceitar a analogia de Lord Dawson entre a formação dos médicos e o treinamento para a navegação. Como se pode defender que a formação do médico inclui um conhecimento da "embarcação humana que singra o mar da vida", quando nada se ensina ao estudante de medicina sobre o uso dos mecanismos dos quais depende o controle da "embarcação humana" (seja no seu próprio caso, seja no de seus pacientes)? Seja qual for o treinamento que um navegante tenha recebido na direção e no controle de seu navio, ele será inútil sem uma bússola confiável que determine a sua direção. Se, por acaso, ele tomasse o rumo errado e, ao investigar, descobrisse que sua bússola não estava funcionando bem, o navegante não tentaria prosseguir antes de consertá-la.

A meu ver, é neste ponto que se rompe a analogia entre a formação do médico e a do navegante, pois a apreciação sensorial é, para a "embarcação humana que singra o mar da vida", o que a bússola e outros guias são para a embarcação do navegante; é o único guia que temos para nos mostrar se estamos dirigindo o uso de nossos mecanismos da melhor forma possível nas nossas atividades cotidianas. Mas o médico, em seu trabalho de guiar a "embarcação humana", não reconhece que a apreciação sensorial muitas vezes é defeituosa e, por isso, prossegue em seu trajeto, tentando conduzir a "embarcação humana" sem antes ter certeza de que a sua bússola é confiável. A prática médica nunca reconheceu que a apreciação sensorial, a bússola humana, foi-se tornando cada vez mais enganosa com o avanço da civilização e que, na mesma proporção, o uso do organismo humano foi sendo cada vez mais mal dirigido.

Nunca o homem se defrontou com problema maior que esse. Pois, como vimos, a natureza das reações humanas aos estímulos em geral está de acordo com a modalidade de uso de seus mecanismos e, já que o uso não pode ser satisfatório sem uma direção sensorial confiável desse uso, suas reações aos estímulos serão insatisfatórias na mesma proporção em que sua apreciação sensorial for enganosa.

Acredito que hoje em dia quase todos nós, em maior ou menor grau, precisamos de ajuda para cultivar esse padrão superior de apreciação sensorial de uso que leva a um controle mais satisfatório das reações, e isso se aplica tanto ao médico quanto ao leigo. Isso é confirmado pela experiência prática de ambos, que encontram em si mesmos provas constantes da imprecisão dos mecanismos sensoriais, que acarreta formas insatisfatórias de reação e estímulos, como erros de observação e um baixo padrão de consciência geral. Por exemplo, nos casos em que há necessidade de consulta a vários médicos, muitas vezes suas opiniões variam tremendamente, e basta a leitura dos depoimentos de médicos nos tribunais para descobrirmos exemplos surpreendentes de diagnósticos diferentes entre homens que foram todos submetidos à mesma formação "cuidadosamente organizada". Muitos médicos, é verdade, deploram que membros da sua profissão, apesar da formação recebida[7], muitas vezes não possuam o conhecimento essencial para o sucesso de um diagnóstico.

Todos concordarão que, para que haja precisão e eficiência no diagnóstico, o médico precisa possuir não só um alto padrão de observação e consciência sensorial, mas também a capacidade de estabelecer ligações entre fenômenos, formar julgamentos corretos e ter uma visão global, especialmente na presença de quadros novos. Para conseguir essas qualidades, ele precisa da fidedignidade dos mecanismos sensoriais referentes à direção do uso de todo o organismo na atividade cotidiana e da capacidade de controlar as reações instintivas aos estímulos, especialmente as reações ao estímulo do desconhecido.

Creio firmemente que essa necessidade pode ser atendida pelo emprego de uma técnica para a formação da direção consciente do uso dos mecanismos, pois descobri, em minha experiência prática com os alunos, que, durante o processo de aprendizagem da direção consciente do uso, que substituirá a instintiva, ocorre uma melhora correspondente no padrão de funcionamento de todo o organismo e na natureza de suas reações em geral.

A explicação disto reside na natureza do próprio processo. O fato de o aluno receber das mãos do professor a experiência sensorial real do novo uso, que ele está dirigindo conscientemente, possibilita-lhe cultivar gradualmente a fidedignidade e a consciência sensoriais. Da mesma maneira, o fato de o aluno não ser capaz de empregar

---

7. Deve-se lembrar que o falecido Sir James Mackenzie, como resultado das pesquisas feitas por ele e seus colaboradores no Instituto de Pesquisas Clínicas St. Andrews, descobriu que setenta por cento das moléstias humanas ainda não estão identificadas. Também tenho diante de mim, enquanto escrevo, um artigo intitulado "As vãs conjecturas do médico", no qual o correspondente médico do *The Times* discute o protesto do Ministério da Saúde contra a instituição dos fichários "porque nosso conhecimento ainda é insuficiente para que os cadastros gerais tenham utilidade" e, como confirmação espantosa dessa opinião, cita os achados do falecido Sir James Mackenzie aos quais me referi.

em suas atividades cotidianas o novo uso, que está associado à experiência sensorial estranha, até que tenha inibido conscientemente o desejo instintivo de empregar o uso habitual conhecido, significa que ele está desenvolvendo gradualmente um controle racional de suas reações instintivas aos estímulos, especialmente de suas reações ao estímulo do desconhecido.

Embora vise mais à educação do que à terapia, esta técnica, como tentei mostrar, deveria ser incorporada à formação dos médicos, pois, se isso fosse feito e se o estudante de medicina aprendesse a dirigir conscientemente o uso de seus próprios mecanismos, ele estaria desenvolvendo em si mesmo um padrão satisfatório de apreciação sensorial, o que lhe seria de grande utilidade quando diagnosticasse os defeitos de outros. Além disso, no tratamento desses defeitos, ele não se satisfaria mais com o emprego do tratamento puramente específico para lidar com sintomas específicos, pois teria aprendido, pela experiência pessoal, que, por meio de um processo de restauração e manutenção da direção racional do uso dos seus mecanismos, é também restaurado e mantido um padrão satisfatório de funcionamento dos órgãos e sistemas. Por razões de conveniência, evidentemente, ele poderia ser forçado, em certas circunstâncias e crises, a tratar diretamente um distúrbio específico, mas, trabalhando segundo o princípio da indivisibilidade da unidade do organismo humano e trazendo como bagagem a técnica nele baseada, ele poderia ser tanto aquilo que chamarei de "generalista"[8], que aplica esse conhecimento às necessidades do caso do paciente, quanto um educador, por ensinar ao paciente como dirigir e manter o uso satisfatório de si mesmo em todas as suas atividades. Baseando sua técnica e

---

8. A palavra "generalista" foi forjada, para mim, pelo meu amigo dr. Peter Macdonald, de York.

seu tratamento no princípio da unidade, ele dificilmente deixaria de perceber a conexão existente entre uso e funcionamento que este implica. Por conseguinte, relacionaria quaisquer defeitos ou sintomas de órgãos ou partes específicas a problemas no funcionamento integrado dos mecanismos em geral, e seu método de lidar com tal distúrbio específico consistiria em corrigir o uso habitual errado que o paciente fizesse de seus próprios mecanismos, que é o meio de corrigir o funcionamento errado e específico associado a determinados sintomas ou defeitos. Ao mesmo tempo, ensinaria a seus pacientes como dirigir e manter um uso novo e melhor que, *se empregado em todas as atividades,* seria o instrumento de prevenção da recidiva dos defeitos antigos ou do surgimento de outros.

Para ilustrar como isso se concretizou na minha experiência, darei três exemplos; o primeiro deles é particularmente pertinente, já que a maioria dos médicos deve ter casos de pacientes que viveram, no estágio de convalescença, dificuldades semelhantes às que descrevo.

EXEMPLO I

O primeiro caso é de uma senhora acometida por uma doença longa e grave, que recebeu ordens de guardar o leito por vários meses e foi submetida a um longo tratamento. Chegou um momento em que lhe disseram que ela podia começar a levantar-se e a tentar andar alguns passos por vez e que, à medida que os músculos fossem se fortalecendo, ela seria capaz de andar perfeitamente. Ela seguiu esse conselho e, depois de alguns meses, era capaz de movimentar-se um pouco com a ajuda de uma bengala, mas isso só com grande dificuldade e fadiga, uma vez que passou a sentir dores agudas nos joelhos e nos tornozelos que pioravam quando andava. O médico, porém, incentivou-a a continuar tentando andar mais, "um pouco mais a cada dia". Mas isso ela descobriu que não podia fazer e, com o passar do tempo, em vez de ser capaz de andar mais e com menos dificuldade, ocorria o inverso, até que seu quadro chegou a tal ponto que, se andasse um dia, era obrigada a repousar no outro. A situação foi piorando gradualmente, mas o que realmente lhe causava ansiedade eram os indícios de recidiva de certos sintomas da doença original; foi quando um amigo que conhecia meu trabalho persuadiu-a a me consultar.

Quando veio visitar-me, percebi que a sua modalidade de uso habitual de si mesma era extremamente prejudicial e que, em tudo que fazia, ela usava a si mesma de modo que produzisse tensões perniciosas. Os resultados do trabalho que realizamos juntos provou que isso era verdade, pois, quando fui capaz de produzir uma melhora em sua modalidade de uso e de ensiná-la a dirigir e manter essa modalidade conscientemente, as tensões diminuíram gradualmente. Na época em que me procurou, ela só tinha tempo para seis aulas, pois estava partindo para o litoral. Contudo, pouco depois de sua partida, escreveu-me dizendo que estava fazendo todo o possível para continuar o trabalho e que agora era capaz de percorrer toda a avenida paralela à praia com poucos intervalos de descanso. No fim do verão, já conseguia subir e descer escadas com certa facilidade e caminhar três milhas de uma só tirada. Ao voltar para a cidade no outono, começou a trabalhar regularmente comigo e, à medida que seu uso ia melhorando, as dores iam desaparecendo; no fim daquele inverno, sua vida era normal e ela caminhava com facilidade e comodidade. Passaram-se quatro anos, os sintomas originais não voltaram, e, entre outras atividades, ela pratica a jardinagem.

EXEMPLO II

Este aluno havia sido tratado durante meses por um conhecido especialista de Boston. Sofria de fortes dores lombares, principalmente quando andava, e tinha pulso e pressão sanguínea anormais; fazia exercícios terapêuticos e usava uma cinta abdominal como suporte. Como esse tratamento não tivesse êxito, aventou-se a possibilidade de uma operação, mas ele não concordou e veio a Londres consultar outro especialista. Este, após examiná-lo, encaminhou-o a mim, pois acreditava que a mudança que eu poderia produzir em seu quadro geral aliviaria os problemas de pressão e a rigidez muscular que, em sua opinião, eram a causa da dor.

Quando me procurou, pedi-lhe que fizesse alguns dos exercícios terapêuticos, e então percebi claramente que a sua modalidade errada de uso fora exacerbada pela prática dos exercícios. Ele empregava tensão excessiva para executar os atos mais simples e, quando caminhava, a tensão aumentava a tal ponto que não surpreendia que o fato de caminhar, mesmo uma distância curta, causasse dor intensa.

Concluí que poderia ajudar o paciente com meu trabalho e passei a mostrar-lhe como prevenir a forma errada de usar a si mesmo que lhe fora ensinada nesses exercícios, ao mesmo tempo que lhe dava orientações para uma nova modalidade de uso que, quando lhe fosse proporcionada, aliviaria a pressão sobre as articulações lombares, que era responsável pela dor e fora agravada pela prática dos exercícios.

Depois de alguns dias de aula, o aluno sentiu alívio e logo decidiu que podia dispensar o suporte que vinha usando. No fim da segunda semana, era capaz de fazer curtas caminhadas sem dor e, depois de oito semanas de aulas, seu médico concordou comigo que ele estava em condições de voltar para a América. Dez meses depois ele voltou à Inglaterra e pediu uma consulta. Contou-me que, naquele intervalo, fizera o possível para continuar praticando o que eu lhe ensinara, ficara livre da dor e do mal-

-estar, não precisara usar nenhum suporte, e seu médico, depois de um exame recente, dissera-lhe que seu pulso e sua pressão sanguínea estavam normais.

EXEMPLO III

O terceiro exemplo é de uma jovem que queria ser admitida como estudante em uma instituição para formação de professores, mas que, ao ser examinada por médicos, ouvira deles que seu quadro de saúde era tal que ela não seria capaz de suportar o esforço do trabalho de treinamento. O médico que a examinou disse que não conseguia diagnosticar nada de positivamente errado que justificasse a prescrição de um tratamento; ela precisava passar mais tempo ao ar livre e ficar livre de obrigações que exigissem esforço de qualquer tipo. O diretor da instituição, que estava informado sobre meu trabalho, trouxe-a para uma consulta, e descobri ser a modalidade de uso geral que ela fazia de si mesma o fator responsável pela falta de vigor apontada pelo diagnóstico médico. A porção superior de seu tórax estava excessivamente comprimida e a capacidade e a mobilidade torácicas estavam reduzidas ao mínimo, afetando seriamente a circulação. Ela me disse também que sofria de frieira nas mãos e nos pés e que o menor exercício provocava-lhe fadiga.

Disse-lhe que poderia deixá-la em condições de fazer o curso pretendido, desde que ela frequentasse as minhas aulas simultaneamente; o diretor, entendendo minhas razões, tomou providências para que isso fosse possível. Ela começou o treinamento ao mesmo tempo que fazia o curso comigo, e a melhora gradual da sua modalidade de uso resultou num padrão de funcionamento geral tão bom que ela foi capaz de atender às exigências do treinamento sem interrupção e agora, ao terminar o curso, está capacitada para assumir o trabalho de professora.

Perguntaram-me se a técnica que defendo é aplicável a casos de pessoas ansiosas, não tanto para remediar defeitos "físicos", mas para superar ou mudar o que acreditam serem problemas "mentais" ou "nervosos", maus hábitos de todos os tipos[9], que, enquanto não forem controlados, não permitirão que elas usufruam o que têm de melhor em si mesmas. Minha resposta é que o fato de essas pessoas serem incapazes de provocar uma mudança em si mesmas (mudança que elas percebem claramente ser desejável) demonstra que a sua reação ao estímulo de conquistar um objetivo é insatisfatória, o que as equipara imediatamente ao jogador de golfe que não consegue manter o olhar sobre a bola e ao gago que não consegue falar como deseja.

Digo de imediato que, evidentemente, ninguém pode dar uma definição geral de reação satisfatória que seja aplicável a todas as circunstâncias possíveis. Contudo, todos nós concordamos que, nos casos em que as pessoas desejam aprimorar suas condições, provocar mudanças que consideram benéficas ou superar defeitos e maus hábitos, sua reação poderá ser considerada satisfatória quando conseguirem fazer o que consideram, racionalmente, ser o melhor.

Com isso queremos deixar claro que não estamos interessados em critérios rígidos de valor que definam o que é certo ou errado em cada caso. Tais critérios são relativos e mais ou menos individuais, pois as crenças e os atos dos homens são, em grande parte, resultado da educação e das circunstâncias e, portanto, não devem ser julgados segundo nenhum critério rígido de certo e errado. Os atos

---

9. Refiro-me a hábitos tais como distração, esquecimento, dispersão, excitabilidade excessiva, contrações espasmódicas, estalar de dedos, inquietação, onicofagia (hábito de roer as unhas), suscetibilidade excessiva, irascibilidade, desatenção, etc.

considerados certos por determinado povo e em determinado período com muita frequência são condenados por outro povo ou em outros períodos. As circunstâncias e as condições desempenham um papel importante na questão, e cada caso tem de ser julgado segundo seus próprios méritos.

Mas, no que se refere ao uso que cada um faz de si mesmo, há um critério geral que pode ser aceito, pois é possível demonstrar que certa modalidade de uso dos mecanismos está associada a certo padrão satisfatório de funcionamento e a condições de saúde e bem-estar geral. Temos razões para julgar que uma modalidade de uso que esteja associada a tais condições desejáveis seja "natural" ou "certa" em todas as circunstâncias. Mas não se trata de um "certo" definido segundo um padrão rígido, em conformidade com a acepção comumente aceita da palavra. Por basear-se num controle primordial dos mecanismos do organismo, essa modalidade de uso pode ser aplicada e adaptada de forma que atenda a todas as circunstâncias, podendo-se dizer, portanto, que ela é "certa" de acordo com as circunstâncias. Além disso, o processo de conhecimento de tal uso "certo" e "natural"[10] oferece à pessoa um critério de julgamento e uma compreensão da relatividade dos valores, pois, nesse processo, ela se vê constantemente diante de situações em que tem de decidir qual é a melhor modalidade de uso a empregar para reagir a um estímulo e também julgar que orientações para essa modalidade de uso são primárias, secundárias, etc. O critério de relatividade dos valores assim adquirido será de grande utilidade quando a pessoa tiver de reagir aos estímulos da vida moderna, cujas condições mudam com uma frequência tal que tornam impossível o estabelecimento

---

10. Por "natural" não me refiro ao usual; na realidade, "natural", neste contexto, é em geral exatamente o oposto de usual.

de um critério externo ou código rígido de certo ou errado. Considerando que a própria pessoa é o instrumento de todas as suas atividades, segue-se que um critério que seja válido para o uso que ela faz de si mesma será válido para todas as suas atividades, tanto as chamadas "mentais" quanto as chamadas "físicas".

É a falta de um critério válido quanto ao que constitui o uso certo, no sentido de "certo para determinada finalidade", que torna as pessoas incapazes de cumprir suas resoluções e de provocar certas mudanças para melhor em si mesmas, na sua conduta e na sua atitude para com os outros. Como o jogador de golfe e o gago, elas querem mudar, mas põem em jogo, para essa finalidade, o único uso de si mesmas que conhecem, o uso que, com seus hábitos associados, denominamos ao longo deste livro o uso "habitual" de si mesmo; o fato de não conseguirem fazer o que escolheram racionalmente como certo indica que seu uso habitual está mal dirigido e é errado para aquela finalidade. Na medida em que não têm nenhum outro critério para seguir além da *sensação* conhecida do uso habitual, o uso empregado para determinada finalidade será um uso incorreto, e a reação ao estímulo de provocar a mudança desejada será a reação instintiva, conduzida através dos mesmos canais incorretos.

Para superar a dificuldade dessas pessoas, eu aplicaria a técnica que defendo para a formação de uma direção consciente do uso, cujo emprego exige que a reação instintiva seja inibida e substituída por processos racionais. Descobri que, *nesse processo* de aquisição de uma direção consciente de uso, meus alunos desenvolvem gradualmente um padrão superior de apreciação sensorial, de percepção do uso que fazem de si mesmos, de tal forma que, quando decidem realizar uma série de atividades, eles possuem um critério *dentro de si mesmos* que lhes possibilita julgar se o uso que estão empregando está certo ou não para aquela finalidade. Trata-se de um critério de autocrítica que envolve impressões que são transmitidas pela percepção e que conduzem a outras experiências.

Quero, porém, ressaltar aqui a importância da inibição nesse processo. Devido ao hábito praticamente universal de tentar conquistar diretamente os objetivos, as dificuldades que mencionamos não podem ser superadas em caráter permanente se a inibição não estiver associada ao processo de escolha racional dos "meios pelos quais", e de aquisição de um padrão superior de direção sensorial. O leitor recorda-se de que, em meu caso, a *incapacidade de manter a inibição,* provocada pelo hábito de tentar conquistar diretamente os objetivos, era *o* obstáculo que me impedia de empregar os novos "meios pelos quais" na declamação, embora eu tivesse o domínio desses novos "meios pelos quais" na fala comum e soubesse, por experiência, que eles eram "certos" para minha finalidade. Mostrei também como o jogador de golfe e o gago de minhas ilustrações, embora frequentemente alertados de que o hábito de tentar conquistar um objetivo por meios diretos seria a maior dificuldade contra a qual teriam de lutar antes de realizarem as mudanças desejadas em si mesmos, ainda eram incapazes, chegado o momento de conquistar seu objetivo, de resistir ao estímulo de conquistar de imediato esse objetivo, ou seja, eles deixavam de inibir a reação habitual durante a projeção das orientações para o novo uso e, portanto, voltavam ao uso habitual e errado que "lhes dava a sensação de estar certo".

Em ambos os casos, o hábito de tentar conquistar imediatamente um objetivo levou-os a fazer a coisa errada: o jogador de golfe com o uso dos olhos e o gago com o uso da língua; isso apesar de seu desejo de produzir certas mudanças para melhor no uso desses órgãos e apesar de terem aprendido como dirigir o uso de seus mecanismos gerais de uma forma que possibilitasse essas mudanças.

Por essa razão, todos os que desejam mudar algo em si mesmos devem aprender a transformar em princípio de vida a inibição da reação imediata ao estímulo para conquistar um objetivo desejado, e, para que tenham a oportunidade de se recusarem a regredir às experiências sensoriais conhecidas do uso habitual, *eles devem manter essa inibição* enquanto empregam a nova direção de uso. Observando esse princípio, descobrirão que essa direção consciente do uso gradualmente se associará a um critério sensorial no qual poderão confiar como registro mais preciso de impressões.

Toda a minha experiência mostra que, nos casos em que a imprecisão da apreciação sensorial levou ao erro na direção do uso dos mecanismos e a condições insatisfatórias de funcionamento, determinado estímulo pode desencadear um processo sensorial que registra uma reação absolutamente diferente da que realmente ocorreu.

Este é um fato que pode ser demonstrado e, em vista da adaptação reconhecidamente insatisfatória dos seres humanos às exigências da civilização moderna, cujo sintoma mais sério é, a meu ver, a crescente imprecisão dos processos sensoriais, é muito interessante descobrir que Sir Arthur Eddington, em sua conferência sobre "Ciência e religião"[11], lançou o seguinte alerta:

> Tenho atribuído grande importância à *experiência;* nisto, estou seguindo os ditames da moderna física. Mas não quero dizer com isso que o significado aparente de toda experiência deva ser aceito. A ilusão existe, e devemos tentar não nos enganar. Em qualquer tentativa de aprofundamento na significação da experiência religiosa enfrentamos o difícil problema de como detectar e eliminar a ilusão e a autoilusão. Reconheço que o problema existe, mas devo

---

11. Ver a Separata *Science and Religion. A Symposium.* (Gerald Howe Ltd., Londres)

escusar-me de tentar uma solução... O raciocínio é o nosso grande aliado na busca da verdade. Mas o raciocínio só pode partir de premissas, e, no início do argumento, devemos sempre voltar às convicções inatas. Tais convicções existem até mesmo na base da ciência física. Estaremos desamparados a menos que admitamos também (talvez como a convicção mais forte de todas) que temos, dentro de nós, algum poder de autocrítica para verificar a validade de nossas próprias convicções. Esse poder não é infalível, ou melhor, não é infalível quando associado à fragilidade humana...

Quando Sir Arthur Eddington diz "devemos tentar não nos enganar", eu arriscaria argumentar que, à luz das experiências que relatei neste livro, só "tentar" não resolverá o problema. Pois todo "tentar" parte da convicção pessoal de que, de alguma forma, seremos capazes de fazer o que estamos tentando, e essa convicção, como qualquer outra, só se torna possível em virtude de impressões recebidas através dos nossos processos sensoriais. Devemos, portanto, perceber que a validade dessa convicção depende do funcionamento da nossa percepção. Se este for satisfatório, o registro sensorial do que estamos fazendo em resposta ao estímulo de "tentar" provavelmente será verdadeiro; em outras palavras, a reação que julgamos perceber provavelmente será a que realmente está ocorrendo. Por outro lado, se for insatisfatório, o registro do que está acontecendo em resposta ao estímulo de "tentar" provavelmente será ilusório, ou seja, a reação que julgamos perceber provavelmente não será a que realmente ocorreu.

O leitor com certeza se lembra de que, em meu caso (e isso se aplica também ao jogador de golfe e ao gago), ao "tentar" fazer a coisa que eu acreditava acertada, eu me baseava na convicção de que, tentando realizar o que eu sabia ser certo, eu acabaria por obter sucesso. Só depois de uma longa experiência de fracassos descobri que não estava fazendo o que acreditava estar fazendo. Isso me fez perceber que meus mecanismos sensoriais estavam registrando impressões que não correspondiam ao que estava realmente acontecendo.

Está claro, portanto, que a convicção subjacente ao meu "tentar", por basear-se em impressões transmitidas por processos sensoriais imprecisos, estava alicerçada na ilusão, e tornar essa convicção, como fiz, a premissa do raciocínio de que o "tentar" acabaria por me levar ao objetivo desejado nada mais era que abrir caminho para mais autoilusões.

Não peço desculpas por atribuir tal importância à minha experiência pessoal, pois a percepção humana está, reconhecidamente, tornando-se cada vez menos fidedigna[12]. Parece-me estranho que, embora tenha achado necessário, no curso de seu desenvolvimento civilizado, cultivar as potencialidades daquilo que denomina "mente", "alma" e "corpo", o homem ainda não tenha percebido a necessidade de manter em condições satisfatórias o funcionamento dos processos sensoriais através dos quais

---

12. Todos nós conhecemos ocasiões em que a impressão que registramos sobre a natureza de algum acontecimento não foi exata. Como, por exemplo, nossos mecanismos sensoriais podem registrar "frio" quando os termômetros registram outra coisa? Como uma pessoa pode ofender-se e perceber desrespeito ou censura num comentário quando quem falou não teve nenhuma dessas intenções e nenhum dos presentes deu tal interpretação ao comentário? Quem se interessar por esse assunto poderá encontrar nos jornais a prova diária do registro de falsas impressões que levam a falsos julgamentos em todas as esferas da vida.

Ver também a introdução a *Constructive Conscious Control of the Individual,* em que o professor John Dewey escreve:

"Em todos os assuntos referentes à condução do nosso eu psicofísico, observam-se uma imperfeição e um aviltamento da apreciação sensorial e do julgamento que fazemos de nós mesmos e de nossos atos que são decorrência do desajustamento de nossos mecanismos psicofísicos. Essa percepção é o nosso critério de acerto, influencia todas as nossas observações, interpretações e julgamentos e é o único fator que permeia todos os nossos atos e pensamentos."

essas potencialidades se manifestam. Como resultado, o funcionamento de seus processos sensoriais tornou-se tão insatisfatório que, nas suas tentativas de "fazer", o uso de seus mecanismos é constantemente mal dirigido, e, quando "tenta" corrigir os resultados desse erro de direção, ele não tem outro critério para a autocrítica além dos processos sensoriais enganosos que o induziram a errar.

Por conseguinte, devemos atentar para o perigo de continuarmos tentando ajudar os outros e a nós mesmos baseados em crenças, julgamentos e convicções cuja fonte são as experiências sensoriais sem verificarmos se os mecanismos através dos quais essas experiências são transmitidas estão funcionando satisfatoriamente.

Creio que as experiências descritas neste livro indicam com certa clareza como será possível aprimorar o funcionamento dos mecanismos sensoriais e obter um critério mais válido de autocrítica. Os que experimentaram pôr em prática a técnica para a formação da direção consciente do uso descrita neste livro descobriram que o processo lhes dá a oportunidade de verificar constantemente a validade de suas observações e impressões sensoriais sobre o que está ocorrendo, já que, durante a projeção das orientações para o uso novo e melhor, eles são obrigados a *se manter atentos* à possível regressão à direção errada de seu uso que, associada à imprecisão sensorial, levou-os antes a se enganarem quanto ao que estavam fazendo de si mesmos. Além disso, os que continuam se orientando pelo princípio subjacente a esse procedimento em todas as atividades descobrem que já são capazes de combinar o "pensamento em atividade" com uma nova observação sensorial do uso de si mesmos nesse processo. Isto significa que eles não apenas percebem quando suas reações não são o que sentem ser ou o que desejam, mas que, tendo simultaneamente um conhecimento racional dos meios para melhorar essas reações, também são capazes de, conscientemente, manter inibida a velha reação instintiva que os impedia de fazer o que desejavam.

Uma técnica que, comprovadamente, fosse capaz de fazer isso por um indivíduo poderia constituir a base de um plano educacional que proporcionaria à geração agora em desenvolvimento um critério de autojulgamento mais válido do que o que agora é possível com o predomínio da direção sensorial errada do uso. Com o tempo, talvez fosse possível substituir por reações racionais as reações instintivas que ora se manifestam na forma de preconceitos, raciais e de outros tipos, de instinto gregário, de "autodeterminação" e rivalidade excessivas, etc., que, como todos lamentamos, até agora anularam nossos esforços para tornar realidade a boa vontade entre os homens e a paz na Terra.

Apêndice

Cumprindo a promessa que fiz no prefácio deste livro, segue a transcrição da Carta Aberta aos Futuros Estudantes do Curso de Treinamento de Professores – também uma referência ao trabalho que está sendo realizado na escolinha. O leitor já terá percebido que, na questão de viver a experiência de uso de nós mesmos segundo uma modalidade nova e desconhecida, na realização tanto de atos costumeiros quanto estranhos, o tempo é fundamental. A experiência convenceu-me de que as crianças que vinham para a aula comum de meia hora e frequentavam a escola fora ou passavam o resto do dia sem serem observadas do ponto de vista da execução desse trabalho em suas atividades cotidianas não estavam tendo uma oportunidade justa, e, por isso, concluí que os resultados auferidos seriam muito melhores se essas crianças pudessem ser observadas e ajudadas por professores especializados no meu tipo de trabalho durante suas atividades escolares.

A escola infantil da Ashley Place, n.º 16, teve um início singelo. Em 1924 foi-me enviado um menino da Índia que, embora muitíssimo inteligente, era tão "nervoso" e excitável que os pais, ao perceberem que ele não seria capaz de enfrentar as condições da vida escolar comum, mandaram-no para as minhas aulas. Quando chegou, vi que seu uso de si mesmo era tão extraordinariamente ruim que decidi ser necessário, além das aulas particulares, que ele ficasse todos os dias auxiliado no emprego do novo uso de si mesmo que estava aprendendo para a leitura, a escrita e outras tarefas. Os pais de outras crianças que frequentavam as aulas naquela época solicitaram o mesmo tipo de ajuda para os seus filhos, e foi assim que a escolinha começou. Desde então crianças e jovens de todas as idades, matriculados nas aulas particulares, entraram nessa classe, para adquirir experiência na aplicação dos princípios e procedimentos da técnica a outras atividades, permanecendo por períodos que têm variado de algumas semanas até vários semestres. A natureza do trabalho escolar feito pelos membros da classe difere de acordo com as diferentes idades e necessidades, mas baseia-se inteiramente no princípio inerente à técnica, ou seja, de que o objetivo pelo qual estão trabalhando tem importância secundária se comparado ao modo como dirigem o uso de si mesmos para conquistá-lo.

No desenvolvimento desse trabalho tive a felicidade de ter a cooperação de meu irmão, o sr. Albert Redden Alexander, da srta. Ethel Webb e da srta. Irene Tasker, MA, e mais tarde da srta. E. A. M. Goldie. A srta. Tasker tivera uma experiência muito rica de ensino, tanto de caráter privado quando no Ministério da Educação, antes de se especializar na minha técnica. Ela organiza e dirige o trabalho da escola desde janeiro de 1929 com a assistência da srta. Goldie, e as crianças puderam beneficiar-se da ajuda de toda a equipe em suas aulas particulares.

Tivemos agora a experiência de trabalhar cinco meses no Curso de Treinamento de Professores e, durante essa primeira parte, nosso objetivo foi estabelecer correlações entre o trabalho individual dos estudantes, geralmente feito em aulas particulares, e o trabalho grupal necessário à aquisição da experiência necessária à formação de professores. Com essa finalidade, os estudantes trabalham durante algumas horas por dia sob a supervisão de um professor e dedicam o resto do dia ao prosseguimento de seu trabalho de classe, ajudando-se mutuamente e visando sempre à rigorosa observância do princípio subjacente à técnica. Os resultados até agora atingidos dessa maneira justificam nossa crença de que, ao fim do treinamento de dezoito meses, esses estudantes serão capazes de auxiliar na escolinha, trabalhando com as crianças sob supervisão. Com isso será possível dispensar mais atenção a cada criança e obter um progresso maior em dado período de tempo.

Na Carta Aberta que se segue, o leitor encontrará uma referência a um plano para o desenvolvimento de uma escola maior no futuro, juntamente com os detalhes do Curso de Treinamento.

CARTA ABERTA AOS FUTUROS ESTUDANTES DO CURSO DE TREINAMENTO

16 Ashley Place,
London, S.W. 1

Durante muitos anos dediquei bastante tempo e reflexão à elaboração de meios satisfatórios de treinar estudantes para o ensino da técnica apresentada em meus livros *Man's Supreme Inheritance* e *Constructive Conscious Control of the Individual*. Nesse trabalho, fui muito estimulado pelo apoio de profissionais da medicina e de outros ramos que me procuraram como alunos. Hesitei, porém, antes de traçar planos definitivos para a execução prática dessa ideia, principalmente

(1) porque achava aconselhável poder antes publicar a opinião de pessoas mais competentes para julgar se minha convicção de que devo ensinar como desenvolver meu trabalho se justifica;

(2) porque as dificuldades por mim encontradas nas tentativas de fornecer aos possíveis estudantes o material para aquisição da necessária experiência

prática de ensino foram, durante curto tempo, insuperáveis;

(3) porque eu desejava ter a maior certeza possível de que, na conclusão do primeiro curso de treinamento, haveria uma procura por professores treinados em meu trabalho.

No que se refere ao item (1) posso agora citar as seguintes autoridades educacionais e médicas que tiveram a oportunidade de observar meu trabalho e de pôr à prova o valor do princípio no qual ele se baseia e cujo apoio me levou finalmente à decisão de dar início a um curso de treinamento de professores.

Professor John Dewey (conferencista de Gifford, 1929)
Conde de Lytton, PC, GCSI, GCIE
Sir Lynden Macassey, KBE, KC
Srta. E. E. Lawrence (diretora do Instituto Froebel)
Srta. Lucy Silcox, Class, Trip. Camb. (diretora, St. Felix School, Southwold, de janeiro de 1909 a julho de 1926)
A. G. Pite, MC, MA (diretor, Weymouth College, Dorset)
A. J. D. Cameron, MB
Mungo Douglas, MB
Percy Jakins, MD, MRCS
Peter Macdonald, MD
R. G. McGowan, MD, DPH
A. Murdoch, MB
A. Rugg-Gunn, MB, FRCS

Do professor John Dewey (Conferencista de Gifford, 1929). Trecho da Introdução a *Constructive Conscious Control of lhe Individual*, pp. xxxi-xxxiii.

"Depois de estudar, durante anos, o funcionamento prático do método de Alexander, estou absolutamente convicto de que ele aplicou a nossas ideias e crenças sobre nós mesmos e nossos atos exatamente o mesmo método de experimentação e produção de novas observações sensoriais, como testes e meios de desenvolver o pensamento, que foram a fonte de todo o progresso das ciências físicas; ...Alexander descobriu um método para detectar com precisão as correlações existentes entre os membros do mesmo todo, físico e mental, e para criar uma nova consciência sensorial de novas atitudes e hábitos. Trata-se de uma descoberta que integra todas as descobertas científicas e as põe à nossa disposição, não para nossa destruição, mas para o uso humano, na promoção de nosso crescimento construtivo e de nossa felicidade... Essa descoberta não poderia ter ocorrido nem a sua metodologia poderia ter sido aperfeiçoada a não ser através do tratamento de adultos com problemas de coordenação. Mas não se trata de um método terapêutico; trata-se de um método de educação construtiva. O campo adequado à sua aplicação são os jovens, a geração em desenvolvimento, para que eles possam possuir, o mais cedo possível, um padrão correto de apreciação sensorial e de autojulgamento. Quando uma porção razoável de uma nova geração tiver adquirido boa coordenação, teremos a garantia, pela primeira vez, de que homens e mulheres, no futuro, serão capazes de conquistar autonomia e um equilíbrio psicofísico satisfatório para enfrentar com presteza, segurança e alegria, e não com medo, perplexidade e descontentamento, os reveses e as contingências do meio em que vivem."

Knebworth House,
Knebworth
22 de março de 1930

CARO SR. ALEXANDER,

Fiquei muito feliz ao ouvir dizer que se concretizou o seu projeto de treinar estudantes para realizar o seu trabalho. O senhor sabe como desejava ansiosamente que seu trabalho, tão importante para o bem-estar da humanidade, fosse levado adiante. A experiência que o senhor adquiriu e a técnica que desenvolveu são valiosas demais para se perderem. Deve haver milhares de pessoas que, como eu, beneficiaram-se com sua ajuda, mas não podemos fazer mais do que dizer aos outros que tivemos sorte; não podemos transmitir-lhes os benefícios que recebemos. Se puder treinar outras pessoas na prática de sua técnica e fundar uma escola para o treinamento de professores em seu trabalho, o senhor estará prestando um grande serviço à humanidade.

Desejo todo o sucesso para esse seu novo empreendimento.

Atenciosamente,

LYTTON

27, Abingdon Street,
London, S.W.1
5 de abril de 1930

CARO SR. ALEXANDER,

É com a maior satisfação que fico sabendo que há perspectivas claras no sentido de treinar professores na aquisição e aplicação de sua técnica, garantindo-se, assim, que seus métodos sejam preservados e perpetuados. Seria uma calamidade, em minha opinião, se tais perspectivas não se concretizassem.

Já estou suficientemente convencido da importância essencial do seu trabalho. Os resultados benéficos que ele proporcionou a pessoas que conheço, que haviam recorrido a todas as prescrições e tratamentos, são suficientemente visíveis para convencer qualquer um que se dê ao trabalho de investigar o que o senhor está fazendo e o que seus métodos podem conseguir.

Estou convencido de que é da maior utilidade pública que seus métodos se tornem conhecidos e acessíveis da forma mais ampla possível.
Atenciosamente,
Lynden Macassey

16 de abril de 1930
Caro Sr. Alexander,
Ficamos felizes quando soubemos que o senhor decidiu treinar estudantes na ciência e na arte de seu trabalho educacional.

Pela experiência que tivemos com seu trabalho e pelo conhecimento que temos dos enormes benefícios que o senhor proporcionou a crianças e adultos, acreditamos ser de suprema importância o esforço de treinar estudantes na transmissão de sua técnica.

Sendo simples e fundamental, ela também é diferente de tudo com que já deparamos em nossa experiência educacional, e acreditamos ser impossível avaliar o bem que dela provirá.
Atenciosamente,
Esther E. Lawrence,
Lucy Silcox,
A. G. Pite

8 de maio de 1930
Caro Sr. Alexander,
Permita-nos expressar o prazer que sentimos ao saber que o senhor decidiu treinar alunos na técnica que descobriu, elaborou e praticou durante muitos anos e nos importantes princípios em que ela se baseia. Na qualidade de médicos, mais que a maioria das pessoas, estamos conscientes das dificuldades desse empreendimento. Perce-

bemos que a técnica que o senhor tem para transmitir, por ser, simultaneamente, uma arte superior e uma filosofia refinada, exige qualidades mentais especiais e certa aptidão natural do corpo para ser praticada com sucesso. Regozijamo-nos, pois, de saber que o senhor agora confia em que essas dificuldades podem ser superadas. Como profissionais da medicina, também sabemos como é grande a necessidade desse recurso nos tempos atuais, quando as tensões da vida cobram um pesado tributo mesmo das pessoas sadias. Acreditamos, pelo conhecimento prático que temos de seus efeitos em nós mesmos e em nossos pacientes, ser ela adequada ao atendimento dessas necessidades, se não por outra razão, apenas por ensinar que o uso satisfatório de si mesmo é a base para a felicidade física e mental.

Desejamos que a ampliação de seu importante trabalho tenha muito sucesso e tomamos a liberdade de ofertar-lhe, no que nos for possível, nossa pronta cooperação.

Atenciosamente,

A. J. D. CAMERON, MB
MUNGO DOUGLAS, MB
PERCY JAKINS, MD, MRCS
PETER MACDONALD, MD
R. G. MCGOWAN, MD, DPH
A. MURDOCH, MB
A. RUGG-GUNN, MB, FRCS

Quanto ao item (2), estou satisfeito de poder fornecer a meus alunos o material necessário à aquisição da experiência pedagógica prática, combinando o trabalho da Escola de Treinamento de Professores com o da escolinha, que se desenvolveu gradualmente em conexão com o meu trabalho. Nessa escola, ensinam-se crianças de todas as idades a aplicarem os princípios e procedimentos de meu trabalho ao mesmo tempo que se dedicam às atividades escolares comuns; estou seguro de que a experiência a ser adquirida pela combinação do trabalho dos estudantes com o trabalho dessas crianças poderá ser de grande proveito para todos os envolvidos.

Quanto ao item (3), as inscrições que me chegaram de médicos e de pessoas desejosas de utilizar meu trabalho no campo da educação e da medicina justificam minha crença de que a procura por professores está crescendo rapidamente e de que provavelmente excederá a oferta quando chegarmos ao fim dos três anos de curso (1933). Para mostrar as dimensões do campo que se está abrindo para os professores especializados em meu trabalho, posso mencionar que, durante os últimos 26 anos, chegaram-me alunos não só de todas as partes das Ilhas Britânicas e da Irlanda, mas de vários países europeus, da Austrália, da Nova Zelândia, do Canadá, da África do Sul, da América do Sul, do Egito, da Índia e dos Estados Unidos da América[1]. Os pedidos de informações de pessoas que, subsequentemente, tiveram aulas representam, contudo, um número relativamente pequeno em comparação com os pedidos recebidos de pessoas que não podem vir a Londres e que estão ansiosas por encontrar um professor especializado em minha técnica mais perto de onde moram.

Para benefício dos que não leram meus livros, devo assinalar que os eventuais professores devem aprender a aplicar os princípios e procedimentos da minha técnica ao uso que fazem de si mesmos em suas atividades diárias antes de tentarem ensinar outras pessoas a fazerem isso. Nisto reside a diferença entre o treinamento proposto e todas as outras formas de treinamento. Pois os estudantes podem frequentar cursos de medicina, fisiologia, teo-

---

1. Nova York, Massachusetts, Connecticut, Nova Jersey, Pensilvânia, Ohio, Geórgia, Alabama, Carolina do Sul, Illinois, Minnesota, Nebraska, Califórnia.

logia, direito, filosofia ou qualquer outro sem que se suscite a questão do uso que fazem de si mesmos. Mas, no treinamento para este ensino, deve-se trabalhar muito com os estudantes, individualmente, para que possam aprender a usar-se a si mesmos de modo satisfatório. Só depois de atingirem determinado padrão no uso de si mesmos, eles terão a oportunidade de pôr em prática a experiência de ensino.

Mas, além desse trabalho individual, será necessário o trabalho em classe e, para esta parte, as classes se limitarão a cinco ou seis estudantes que trabalharão em conjunto com professores experientes. Quando os estudantes estiverem trabalhando juntos, um aluno da classe (um aluno diferente em cada dia) terá a oportunidade de assumir o papel de orientador ou conselheiro durante parte do trabalho do dia.

Já foram prometidas duas doações substanciais para a formação de uma fundação com vistas ao estabelecimento futuro de uma escola cujo corpo docente será constituído por pessoas competentes na técnica descrita em meus livros. O conde de Lytton, Sir Lynden Macassey e o dr. Peter Macdonald concordaram em administrar essa fundação e também se tornar membros de uma sociedade que está sendo formada com o fim de ampliar de todas as formas o âmbito deste trabalho.

22 de julho de 1930
F.M.A.

Evidentemente, este apêndice está desatualizado, mas as consultas podem ser feitas no seguinte endereço:
The Secretary
Alexander Institute
3B Albert Court
London S.W.7